森林疗养实操案例

南海龙　主编

科学出版社

北　京

内 容 简 介

　　如今，专业的森林疗养师已遍布全国，很多森林疗养师投入到活动实践中，并积累了丰富的实践经验。本书对作者多年积累的森林疗养实操案例进行总结梳理，形成了森林疗养案例集。每个案例从理论、课程设计、效果评估等多方面进行编写，力求做到有理论、有针对性、有效果地干预森林疗养适应证。

　　本书可以促进森林疗养师之间的技术交流，并为森林疗养专业人员的实际操作提供借鉴。

图书在版编目（CIP）数据

森林疗养实操案例 / 南海龙主编. —北京：科学出版社，2022.10
ISBN 978-7-03-073309-2

Ⅰ. ①森… Ⅱ. ①南… Ⅲ. ①森林—自然疗法—案例 Ⅳ. ①R454.6

中国版本图书馆 CIP 数据核字（2022）第 181834 号

责任编辑：张会格　陈　倩 / 责任校对：郑金红
责任印制：吴兆东 / 封面设计：刘新新

科学出版社 出版
北京东黄城根北街 16 号
邮政编码：100717
http://www.sciencep.com
北京建宏印刷有限公司印刷

科学出版社发行　各地新华书店经销

*

2022 年 10 月第 一 版　开本：720×1000　1/16
2023 年 1 月第二次印刷　印张：12 1/4
字数：247 000

定价：128.00 元
（如有印装质量问题，我社负责调换）

《森林疗养实操案例》编委会

主　编　南海龙

副主编　石亚星　张　峰

编　委　（排名不分先后）

朱姝蕊	周　洁	钟　清	郑寿娇	赵小玲
赵　腾	赵　娟	赵　静	张秀丽	张文凤
张润卯	张　聪	于　桐	杨丽红	闫秀梅
徐　瑶	吴奇珍	吴　奇	吴　菲	韦丽荣
王红波	王　红	王海英	王党维	王　丹
孙　华	孙海艳	宋艳冬	史　良	龙久琴
刘卓香	刘建霞	林惠钦	梁　舒	梁宝红
李艳萍	李新兰	李天佑	胡启鹏	胡佳硕
何　晨	付志芳	付春伶	冯彩云	范雅倩
董瑞霞	陈　晨			

前　言

从 2011 年着手翻译《森林医学》算起，我们对森林疗养工作已经探索了十年。在这十年中，森林疗养工作取得了很多成绩，也走过一些弯路。而我们引进和推广森林疗养工作的最大收获，我觉得应该是在技术层面对森林疗养认知的不断提升。

森林疗养是在专业人员指导下，利用特定森林环境和林产品，实现增进身心健康、预防与治疗疾病目标的辅助和替代治疗方法，它的本质是以森林为主体的疗养地医疗。森林疗养是在森林浴基础上提出来的，是森林浴的进一步发展。不同的是森林疗养有明确的疗养目标，需要对森林环境进行评估，疗养课程需要得到医学证实，疗养效果评估方法可信，一般还需要森林疗养师现场指导。在过去十年中，我们对森林疗养的认知，至少经历了以下三个阶段。

一、泛健康阶段

最初，森林疗养被赋予治疗、预防、康复和保健四方面属性，森林与健康相关的话题均被归为森林疗养，森林疗养既包含健康生活方式，也包含保健和治疗。

1）治疗属性。森林疗养的治疗属性主要集中在心理疾病领域。例如，认知障碍、孤独症（又称自闭症）等心理疾病患者长期或定期进行森林疗养，其精神和情感表现为安定化，恐慌行为减少，交流行为增加。此外，森林疗养对治疗部分生理疾病也具有重要意义。例如，早在 100 年前，德国就通过森林疗养来干预肺结核。

2）预防属性。森林疗养的预防属性主要针对生活习惯病。生活习惯病是在城市紧张生活中，由不良生活习惯所造成的亚健康状态，包括肥胖、高血糖、高血压、过敏、头痛、抑郁、男性勃起功能障碍等。生活习惯病大多因为压力而产生，由心理问题转化为生理病态，而森林疗养可有效调节生活压力，因此其预防生活习惯病的效果显著。

3）康复属性。近年森林康复机构在各地不断兴起，人与森林有一种天然亲和感，森林里的溪流和植物光合作用可释放大量负离子，为患者提供了符合康复要求的环境。

4）保健属性。公众对森林保健功能已有一定认识，养老产业与森林疗养相结合的实践项目也取得了显著成效，随着对森林保健功能研究的不断深入，森林疗养的保健属性将得到充分开发和利用。

二、辅助替代治疗阶段

在深入研究日本森林疗法之后，我们将森林疗养定义为一种辅助替代治疗方法。日本森林疗养被分为两个主要流派（表1），这两个流派分别由日本森林疗法协会和日本森林保健协会主导，不同流派有不同技术特征，不同技术支撑着不同的发展模式，为森林疗养产业化和福祉化发展提供了多种可能。但是无论哪种流派，都明确将森林疗养定义为传统医疗之外的"辅助替代治疗方法"，正视森林疗养临床应用中的个体差异问题，同时鼓励区分医疗和非医疗环境使用。森林疗养工作结束"东拉西扯"，明确定位辅助替代治疗方法后，产品属性就凸显出来，标准化和推广工作明显加速。

表1　日本森林疗养的两个主要流派

项目	日本森林疗法协会	日本森林保健协会
方法	以科学研究为主	以临床试验为主
对象	以健康人群为主	以疾患和残障人士为主
应用领域	放松和休闲，主要用于生活习惯病的预防	福祉化、医疗和心理咨询
场地要求	主张森林疗养基地认证，旨在建立以森林为主体的自然疗养地	主张任何森林都可服务健康管理

三、多种辅助替代治疗方法阶段

实践中，不同流派森林疗养虽然可以交叉使用，但很难从技术上整理为一种辅助替代治疗方法。从林业发展的角度，也希望将植树、修枝、伐木、种蘑菇、做木工、观光都作为森林疗养的手段，促进一二三产业融合，实现多点盈利。为此，我们按照疗养素材、作用机制和适应证或应用领域，将相关辅助替代治疗方法主要归为四类（表2），用多样的森林成就多样的辅助替代治疗方法，促使森林疗养在医疗、健康、养老、助残和儿童疗育等领域得到更广泛的应用。

表2　辅助替代治疗方法归类

类别	疗养素材	作用机制	适应证或应用领域
森林五感疗法（日式）	五感舒适、气候舒适和自然暴露	调整自律神经，改善内分泌和免疫	与压力有关的疾病
气候地形疗法（德式）	冷凉气候、海拔、步道坡度、铺装材质	低温运动	与运动疗法适应证一致，心血管等疾病
森林作业疗法（园艺疗法）	造林、抚育、经营、林产品收获等劳动	猎获、照料和创造需求的满足	与作业疗法适应证一致，回归社会和提高生命质量
森林心理疏导（荒野疗愈）	绿色镇静、自然隐喻、危机环境和无条件接纳环境	认知、表达、接纳	焦虑、抑郁、自闭等心理问题，以及团队建设和领导力提升

实际上，本书只收集了众多森林疗养实践的一部分，期待更多森林疗养师投入到实践活动中，并把成果反馈给我们，以期共同探索森林疗养的应用潜力。

南海龙

2020 年 10 月 10 日于北京

目　　录

第一章　准血糖管理的森林疗养

一、活动简介

面向糖尿病患者，借助于森林疗养基地，在一周的生活营活动中，将健康的生活方式融于每天的森林疗养活动，通过森林美景怡情、山地健走健身、森林深山太极/森林静息养心、森林美食合理营养，逐步矫正营员的不良生活方式，为糖尿病患者的病情控制、减少或避免并发症起到独到的作用。本活动的最大特点是，通过活动让患者在自己身上见证森林疗养在改善各种类型糖尿病健康水平方面的临床疗效，活动过程就是患者健康水平提升的自我实证、自我确证过程，用医学数据让患者实现从健康认识到健康行动的改变：选择健康的生活方式就是在为自己的健康做加法，选择错误的生活方式就是在为自己的健康做减法；应当把健康的生活方式带回家。

二、活动安排

（一）时间

1）团体型以生活营的形式开展活动，6 天为一个疗养疗程。根据自己的可支配时间，可选择以下①或②的日程安排：①3 个 2 天 2 夜周末型，即周五晚入住，周日 14：00 之前出营，连续三个周末。②一周连续型，周日晚入住，周五 14：00 之前出营。

2）个人型需要单独安排森林疗养的，基本流程不变，时间按自己的要求定，至少 1 个疗养疗程。

（二）地点

浙江余杭长乐创龄森林疗养基地——云岚森林民宿酒店（图 1-1），或相似的森林疗养场所。本基地位于余杭区径山镇双溪风情带、中笤溪风情带和生态城镇发展带的核心区位，属于杭州市一小时交通圈和长江三角洲两小时经济圈。项目依托百年长乐林场的优质生态资源，长乐林场拥有极佳的森林景观资源和文化沉淀，如美丽的甘岭水库、有"小富士山"之称的娘娘山、杭徽古道遗址等，附近有石斛基地（图 1-2）、蓝莓园、径山寺、径山花海·千花里、双溪漂流、山沟沟景区、太炎故里、梦想小镇创业大街、良渚博物馆、西溪湿地·洪园等。

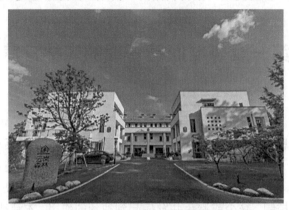

图 1-1　云岚森林民宿酒店

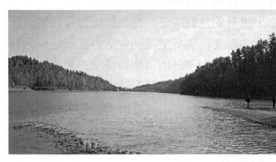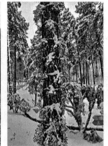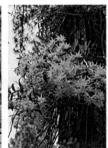

图 1-2　长乐创龄石斛基地

（三）参与对象

四肢健全、活动自如的高血糖症、糖尿病患者，且无以下病症。

1）癌症晚期及恶病质。

2）感知认知功能严重障碍。

3）主观不合作或不能理解运动，精神疾病发作期间。

4）临床上要求制动的如出血性、传染性、突发性等各类患者。

5）各种疾病急性发作期或进展期。

6）心血管功能不稳定阶段。

7）脏器手术后有明显的后遗症。

按不同病情、年龄段、报名先后组团开营，5～10 人为一营。

三、活动目标

1）经过 6 天的活动，让糖尿病患者实现减针减药（3～6 天见效），并逐步提高自身的健康水平。

2）为糖尿病患者提供整体健康管理服务，以减少、控制糖尿病并发症，改善患者整体健康水平。

3）为糖尿病患者提供中华传统养生技术、营养技术、血糖管理技术等培训，让糖尿病患者实现自我健康管理。

四、理论依据

（一）来自糖尿病诊疗标准的依据

根据森林疗养师的非医药特点，本方案集成了历年的美国糖尿病协会（ADA）发布的《糖尿病医学诊疗标准》和中华医学会糖尿病学分会发布的《中国 2 型糖尿病防治指南（2017 年版）》中非医药部分具有疗效性的处方，包括心理、运动、营养、血糖监测、健康教育的技术。历年美国糖尿病协会发布的《糖尿病医学诊疗标准》指出，一位糖尿病患者的医疗保健需要依靠一个相互协作、融为一体的团队，这个团队包括医师、护师、运动指导师、药剂师、营养师、心理保健师，并且个人也应该在其中承担积极的角色。"健康教育、营养、体力活动、劝导戒烟、心理治疗"被列入糖尿病治疗的基础，并以具有临床疗效的 A～E 级证据级别推荐[1]。《中国 2 型糖尿病防治指南（2017 年版）》在运动、营养、血糖监测、健康教育方面都有详细的指南可供参考[2]。

（二）通过对医院临床实践的反思发现森林疗养在糖尿病治疗方面的优势

自 2011 年以来，本方案负责人就一直与周边多家医院接触，以把握糖尿病的临床治疗现状。这些医院中，在糖尿病医疗方面做得较为完善的科室与医生，会组织糖尿病患者俱乐部，配备专科医生负责下的助理人员，不定期组织给患者做运动、营养、心理等方面的免费健康讲座。这样的俱乐部工作，在稳定患者血糖、降低空腹血糖方面有明显效果。但是，仍有很多患者的血糖值与血糖理想指标还有距离，因血糖不正常导致的糖尿病并发症也是常见现象。国内的许多研究资料也支持这样的结论。

2004 年 4 月福建医科大学省立临床医学院成立糖尿病健康教育俱乐部，以2004 年 4 月至 2006 年 4 月参加该俱乐部的 326 例患者中的 143 例作为研究对象得出的结论是，在教育前后的糖尿病知识掌握与自我管理能力方面，教育前空腹血糖[（9.56±3.23）mmol/L]与教育后空腹血糖[（6.40±1.41）mmol/L]、教育前餐后 2h 血糖[（13.3±2.60）mmol/L]与教育后餐后 2h 血糖[（9.48±1.61）mmol/L]等方面存在统计学意义上的显著性差异[3]。

湖北荆州市中医医院 2008 年 3 月成立糖尿病俱乐部,对成员进行饮食健康教育、心理健康教育、运动干预教育、病情监测教育和足部护理指导。对 2008 年 3 月至 2012 年 9 月 225 位会员的跟踪调查结论是,健康教育效果显著,但是患者仍未掌握饮食调护的有 10.2%,未掌握运动疗法的有 24.9%,未掌握监测能力的有 19.1%,未掌握心理调整能力的有 42.3%,未掌握足部护理能力的有 21.8%[4]。研究并未同时阐明在血糖指标、并发症方面达到怎样的控制效果。

据花春英和刘佩文[5]的报道,湖北省新华医院(现为湖北省中西医结合医院)自 2003 年成立糖尿病健康俱乐部至 2011 年 12 月,糖尿病会员有 4600 人,范围覆盖全武汉地区。其中糖尿病患者糖化血红蛋白未达标率为 39.0%。

一项 2009 年在湖北省新华医院开展的包括心理、卫生、营养、生活习惯、体育锻炼、治疗等的"六位一体"糖尿病自我管理试验的结论是,空腹血糖、餐后 2h 血糖、糖化血红蛋白值较教育前显著降低,但是患者血糖控制达标率仅 57%[6]。

郭平等[7]对 2014 年 10 月至 2015 年 3 月参加糖尿病健康俱乐部的 78 例会员的研究表明,加入 3～6 个月后,会员对糖尿病相关知识的掌握得分显著提高,但是 3 个月后空腹血糖、餐后 2h 血糖、糖化血红蛋白水平与干预前相比较差异无统计学意义,并且空腹血糖值较高[(7.88±2.24)mmol/L]。说明在健康教育内容与指导上存在不足。

国际糖尿病联盟(International Diabetes Federation,IDF)发布的 2017 年世界糖尿病地图显示[8],2017 年中国约有 842 993 名患者死于糖尿病,其中 33.8% 的年龄小于 60 岁,这说明血糖控制不达标是全国性的普遍现象。如果没有更好的实施方案,糖尿病发病率每年不断上升的趋势不可能被扼制。

花春英和刘佩文[6]认为血糖控制不达标率高的原因在于,参加学习的患者处于"自觉、自发参与的一种自由状态",74.3% 的患者医疗费用为医保支付。

医保因素反映了"以药养医"的俱乐部模式存在局限性,仅仅是免费的宣讲难以对患者做出非药物"处方级"的指导。主要原因有二:一是运动、营养、心理的指导除了知识的普及,更是需要因人制宜为患者提供相应的运动、营养、心理处方的过程,是帮患者养成"非知之难,行之惟难;非行之难,终之斯难"的健康生活习惯的过程,需要一对一教练式的指导;二是受医院的场地所限,不能提供教练式的运动、营养、心理等多方面的指导,国外多学科糖尿病照护团队(multidisciplinary diabetes care team,MDCT)模式[9]也证明,糖尿病的有效治疗离不开包括医生在内的团队。

受美国国立卫生研究院、美国疾病控制与预防中心(Centers for Disease Control and Prevention,CDC)、美国糖尿病协会等多个单位和组织资助,美国糖尿病预防项目（Diabetes Prevention Program，DPP）[10, 11]用 2.8 年的研究明确了生活方式干预在预防和控制 2 型糖尿病中的作用优于二甲双胍，且有良好的投资回报率。有专家呼吁我国应该结合自己的国情，创建自己的糖尿病预防体系，特别是以运动为主的生活方式干预体系，并进一步扩展应用到其他慢性疾病预防领域[12]。

为管理好血糖，需要有一个可以实施这些综合方案的场所。现行医院受城市用地与功能限制，当前已建成的一些森林疗养基地正好是这样的团队发挥作用、展现综合健康效应的舞台。

本方案就是以森林生态环境优越的余杭长乐林场为基地，利用当地民宿等接待设施，为糖尿病患者提供与药物匹配的血糖管理指导，包括运动、营养、心理、健康教育、血糖动态监测等技术，通过休闲度假式的疗养，改善糖尿病患者血糖指标，实现糖尿病的康复或减少并发症。

1. 个性化的饮食

患者在家里与其他非糖尿病患者同吃大锅饭，缺少专业的指导，没有按患者的生理状态来配制食谱，很多饮食状态下，不是控制住糖尿病，而是进行性地使糖尿病恶化。即使患者自己动手，因为缺少营养知识，在配餐上也不符合糖尿病患者的特殊要求。本方案根据患者生理状态，提供个性化的饮食服务。

2. 运动处方

"慢性病三分治七分养"。患者居家因为家务、社交等的打扰，往往没有充足的休养时间，缺少专业的指导，休养也不得法。森林疗养基地让患者在"医得专业"的基础上，实现"养得专业"，提供专业的运动处方，指导患者的康复训练。

3. 森林环境的独特效应

从人类学角度看，是生活方式的改变导致了糖尿病患者数量的急剧攀升。根据世界卫生组织 2015 年报告的几个事实：全世界有 3.47 亿人患有糖尿病，糖尿病直接造成的死亡人数达 150 万例；预计在今后 10 年内，由糖尿病造成的死亡总数将增加 50%以上，到 2030 年糖尿病将成为全球第七大死亡原因。

1）森林运动效应：人的结构与功能是通过在自然界中的劳作进化而来的。从人类发展史看，人生活在森林里以百万年计，从事农耕以万年计，而提供大量坐办公室工作的就业机会仅数百年的历史。森林提供了拓展生理功能的机会，有助于更好地改善生理功能。森林漫步、登山健走、森林瑜伽、森林太极、丛林穿越、林场作业等都是适合糖尿病患者的运动处方中的一剂剂良药。可以根据患者特点、疗养基地条件而制定运动方案。研究表明，森林中有氧运动可以增强胰腺的功能活动，加强神经系统对内分泌系统的调节作用，从而促进代谢，降低血糖，有利于控制糖尿病患者的病情，延缓或预防并发症的发生。

2）森林药食效应：森林食品是继有机食品、无公害食品之后的又一诱人美食。很多森林美食属于中医药分类学上的药食两用食材，适合成为森林疗养师的营养处方的组分。并且在糖尿病疗养基地，根据传统中医治疗糖尿病的经验而专门种植的林下原生态中草药，有明显的促进机体功能修复的功效。

3）森林环境心理效应：糖尿病属于内分泌疾病，跟情绪互为表里关系。糖尿病由内分泌失调（胰岛素代谢失常）导致，常伴随着不佳情绪；情绪不佳也会对内分泌失调起到恶性循环的反作用。因此，调节情绪，尤其是在矫正不良生活方式过程中伴随着的不良情绪，是改善病情的重要环节。森林环境可通过 5 种感官对人类产生影响，从而起到调节情绪、心态的作用。森林疗养活动就是通过各种森林活动潜移默化地调节参与者的心情。

五、活动道具

1）手机、运动手表。

2）深山太极运动服、运动鞋。

3）登山健走杖。

4）家用血糖仪及血糖试纸、血压计。

5）脑波监测仪。

6）食材（按营员人数定）、厨具、电子秤（量程 1～2kg，精确到 0.1g）。

六、活动设计

（一）课程一：相见欢

1. 设置目的

①举行开营仪式，简介营情、注意事项；②营员、工作人员相互熟悉。

2. 主要内容

①举行开营仪式，介绍活动流程、内容、注意事项；②破冰，营员、工作人员相互认识、加入活动群（图 1-3）。

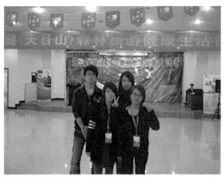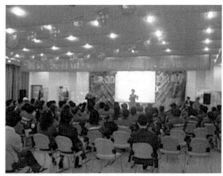

图 1-3　相见欢

（二）课程二：自我监测

1. 设置目的

1）让营员自己用数据来评判本次森林疗养活动对自身健康的贡献。

2）了解自己的血糖与病情。对于糖尿病患者，学会血糖自我监测是控制病情的重要措施（图 1-4）。

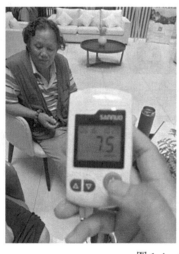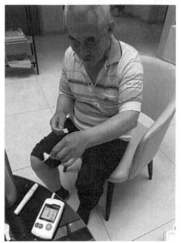

图 1-4　血糖监测

2. 主要内容

1）讲解血糖/血压与健康的关系。

2）讲解血糖/血压监测的方法。

3）教会患者自测血糖/血压及注意事项。

4）糖耐量测试。

（三）课程三：健康饮食

1. 设置目的

1）了解营养与健康的关系。

2）了解糖尿病患者饮食的特殊性。

2. 主要内容

1）讲解营养与健康的关系。

2）讲解饮食与代谢综合征/糖尿病的关系。

3）营养餐自制与体验（特色课程）：根据笔者多年的实践经验，运用糖尿病患者饮食的量化营养技术而设置的体验课程（图1-5）。

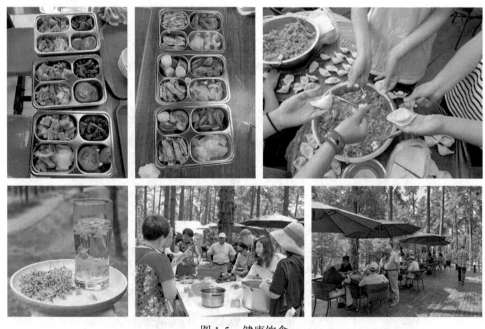

图1-5　健康饮食

（四）课程四：运动管理

1. 设置目的

①了解运动对改善糖尿病的重要性；②体验森林运动的健康效应。

2. 主要内容

1）登山健走（特色课程）：将武术器械与健走杖功能相结合，发挥其在训练、运动体能方面的效果（图 1-6）。

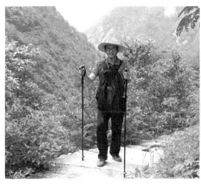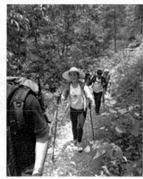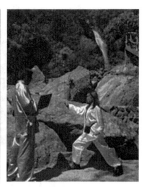

图 1-6　运动管理

2）太极身心适能训练（特色课程）：根据笔者习练陈式、杨式、孙式等太极拳术的经验，结合现代运动医学、神经心理学、运动训练学及对糖尿病患者的多年指导而总结的训练课程（图 1-6）。

3）室内体适能训练课：考虑雨天的影响，根据糖尿病病情特点开设相应的室内体适能运动项目。

（五）课程五：情绪管理

1. 设置目的

①在活动中调节情绪；②认识到情绪管理在血糖管理中的重要性。

2. 主要内容

1）摄影疗法（特色课程）：根据笔者在摄影疗法方面的多年实践，通过对森林美景的拍摄、欣赏，可以拥有高峰体验，激发自我实现潜能（图 1-7）。

2）森林静息（特色课程）：根据笔者多年心理学研究与传统冥想、静坐等方法总结的课程。患者通过在森林中呼吸吐纳，学会调节自己的情绪（图 1-8）。

3）园艺疗法（特色课程）：通过石斛盆景制作、石斛采摘、石斛食品制作等，丰富生活营内容，调节营员情绪（图 1-9）。

4）森林导游：根据登山健走、森林漫步路线，提前编好导游词，沿途讲解森林植物、森林动物、景观等，打开视觉、嗅觉、味觉、触觉，结合"形色识花"软件一起学习相关植物知识，通过打开听觉，感受自然的天籁之音，以调节情绪。

5）附加教学：根据实情，通过手机地图，完成山地定向运动。

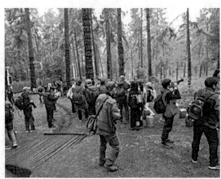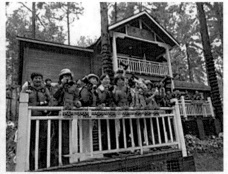

图 1-7　摄影疗法

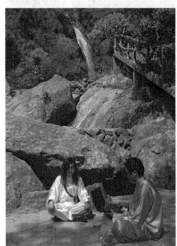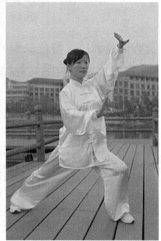

图 1-8　森林静息

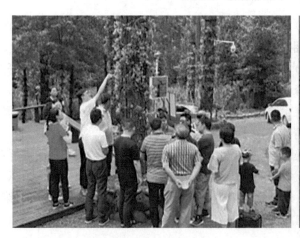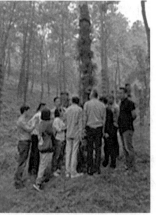

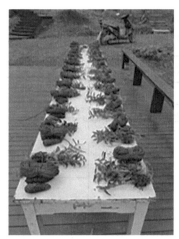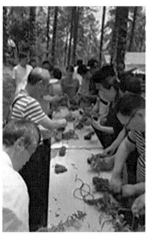

图 1-9 园艺疗法

七、规则与要求

1）参加者培训前请认真阅读"承诺书"，并签字认可。

2）参加者必须完成 3 次医院检测（检测时间为入营前居家一周前、入营前 1～2 天、出营后 1～2 天）。

3）参加者自备血糖仪及 100 片血糖试纸。

4）按规定时间就餐和上课，不脱离团体。

5）培训期间的饮食、运动、作息安排需要按照老师的要求执行（图 1-10）。

6）培训期间请穿着运动服与运动鞋或统一发放的深山太极运动服，以便户外活动。

7）遵守生活营纪律，禁止吸烟、喝酒。

8）有问题及时向管理人员汇报。

9）个人外出活动需请假。

八、森林疗养效果评估方法及结果分析

（一）评估工具

血糖监测、血压监测，医院的血常规、大生化指标、糖尿病专项生化指标。其中，入营期间的血糖监测使用自带的家用血糖仪，每天测 6 次：早餐前血糖、早餐后 2h 血糖；午餐前血糖、午餐后 2h 血糖；晚餐前血糖、睡前血糖。特别情况加测。

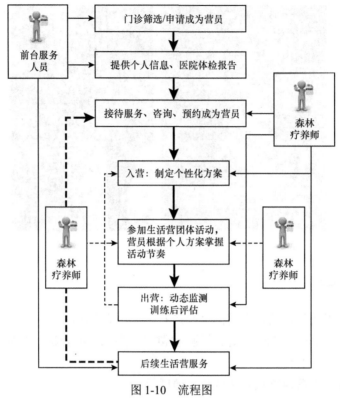

图 1-10 流程图

（二）评估结果

1）符合入营条件的对象，可以做到人人有效。

2）效果可以通过医院的生化指标验证。

3）血糖可控制在正常值范围以内，血糖自体代谢功能得到一定程度的改善，并发症缓解或消除。

从 C 肽（C-peptide）看森林疗养对胰腺功能的改善：在自身胰岛素分泌不足需要打胰岛素来控制血糖的情况下，体内胰岛素的来源由外源性与内源性两部分组成，仅检测胰岛素不能真实反映自身 β 细胞分泌胰岛素情况。此时，需要增加 C 肽的检测。C 肽又称连接肽，由胰岛 β 细胞分泌，它与胰岛素有一个共同的前体胰岛素原，在产生胰岛素的一系列过程中，胰岛细胞首先合成胰岛素原。胰岛素原是一条很长的蛋白质链，胰岛素原在酶的作用下被分解为三段，前后两段又重新连接，成为由 A 链和 B 链组成的胰岛素，中间一段独立出来，称为 C 肽。

C 肽与胰岛素以等分子数共存于分泌颗粒并同时释放至血液中，且 C 肽不被肝脏破坏，半衰期较胰岛素明显为长，故测定血液中 C 肽水平能反映 β 细胞合成与释放胰岛素功能。通过对患者入营前、入营一周及出营后医院检查数据的观察，我们可以看到，患者入营前空腹 C 肽值偏低，仅为 0.72ng/ml（C 肽正常值为 0.8～4.2ng/ml）；入营一周后，经过系列课程的指导，患者空腹 C 肽值有所上升，达到 0.84ng/ml；经过两个疗程的疗养后，患者空腹 C 肽值大幅度上升，达到了 1.45ng/ml（图 1-11）。森林疗养生活营效果显著！

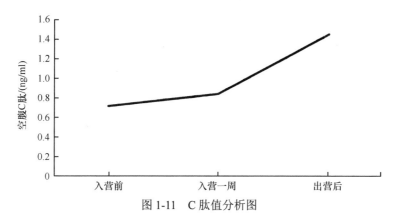

图 1-11　C 肽值分析图

九、提示与建议

（一）提示

1）糖尿病患者易发生低血糖，因此，活动过程中需要准备葡萄糖水。

2）野外活动中，一定要提醒患者预防摔倒、蛇虫毒物，并制定预备方案。

3）森林疗养师应学习应急知识，具备急救常识与资格，每次带上应急包，以防万一。

4）每次行前检查：水、服装（帽子）、健走杖、身体状况、手机。

5）本项目的核心是运动、营养的量化处方技术，因为受技术研发限制，目前只能根据笔者的经验开展一对一或小团体（10 人以下）的指导，尚未授权于人。若有资金支持开发专家评估系统，则可以规模化推广。

（二）建议

1）在面向糖尿病患者入营的情况下，本活动需要有医院或者医疗团队配合，以避免糖尿病患者户外活动的风险。

2）本活动也适用于面向健康人群开展糖尿病预防的知识普及。

3）除了户外环境，考虑到一年中下雨的时段不短，需要有相应大小的活动室（50m²/10 人），或者简易的户外玻璃房。

4）本活动的完成，在规模化的实践中需要一个团队，而不是由一人独当一面。对活动主持人、运动指导师、园艺疗法师、森林静息指导师、饮食指导师等进行角色分工，有利于增加活动的丰富性、趣味性、吸引力，从而改善营员的情绪。

参 考 文 献

[1] 佚名. 2018 ADA 糖尿病医学诊疗标准[J]. 临床医学研究与实践, 2018, (1): 201.

[2] 中华医学会糖尿病学分会. 中国 2 型糖尿病防治指南(2017 年版)[J]. 中华糖尿病杂志, 2018, 10(1): 64.

[3] 林娟, 李红, 王小芳, 等. 糖尿病俱乐部的健康教育效果评价[J]. 中华护理杂志, 2008, 43(4): 368-369.

[4] 韩瑜. 俱乐部模式的健康教育对糖尿病患者自我管理能力的影响[J]. 吉林医学, 2012, 33(28): 6210-6211.

[5] 花春英, 刘佩文. 糖尿病健康促进俱乐部的建立与活动创新[J]. 护理学杂志, 2012, 27(19): 11-14.

[6] 刘双, 刘佩文, 花春英, 等. 糖尿病自我管理 "六位一体" 支持教育治疗模式探讨[J]. 医药导报, 2016, 35(z1): 58-60.

[7] 郭平, 肖凌凤, 迟金凤, 等. 俱乐部形式健康教育对社区糖尿病患者的效果分析[J]. 预防医学, 2016, 23(18): 126-128.

[8] International Diabetes Federation. IDF Diabetes Atlas[EB/OL]. 2017. https://www.idf.org/taxonomy/term/177. [2017-12-31].

[9] 赵雪, 黄金. 多学科糖尿病照护团队建设与实践的研究进展[J]. 中华护理杂志, 2017, (3): 115-118.

[10] Diabetes Prevention Program Group. Reduction in the incidence of type 2 diabetes with lifestyle intervention or met-formin[J]. N Engl J Med, 2002, 346(6): 393-403.

[11] Herman W H, Hoerger T J, Brandle M, et al. The cost-effectiveness of lifestyle modification or metformin in preventing type 2 diabetes in adults with impaired glucose tolerance[J]. Ann Intern Med, 2005, 142(5): 323-332.

[12] 罗曦娟, 张献博, 徐峻华. 运动是良医应用实例: 美国糖尿病预防项目及应用[J]. 北京体育大学学报, 2016, 39(8): 59-61.

第二章 关注于当下的职场减压——压力下公务员的身心呵护

一、活动简介

因工作的原因，体验者偶然遇见森林疗养师，知道了还有森林疗养这个概念和活动，很感兴趣，并想带家人一起体验。森林疗养师在前期沟通中了解了体验者的需求，体验者说感觉压力比较大，减减压、放放松就好。据此，森林疗养师设计了公务员夫妻共同参与的呵护身心的森林疗养减压体验活动。

二、活动安排

1）时间：2019 年 6 月 30 日上午 9：00 至下午 2：00。

2）地点：湖南省张家界国家森林公园。

森林疗养首先必须要有森林，张家界森林资源丰富，木本植物有 93 科 517 种，景区森林覆盖率达 98%以上。张家界国家森林公园自然保护区于 1982 年建立，1988 年被划入国家级重点风景名胜区，1992 年被联合国教育、科学及文化组织列入《世界遗产名录》，2007 年被列入中国首批 5A 级景区。

本次森林疗养具体执行地选在临近大氧气吧广场的星之营地。星之营地是一个户外拓展、休闲基地，以露营、拓展训练、户外休闲和夏令营为主，已经建设成全国青少年户外体育活动营地，营地有帐篷露营区、接待中心服务区、户外线路及拓展训练区。营地接待中心有基本的食宿条件，有为搭帐修建的木质休息平台，可做冥想、瑜伽和身体扫描等，有专人经常打理附近的林地，林下杂草、蚊虫控制较好。营地的条件设施刚好弥补了张家界国家森林公园森林疗养硬件条件不足的问题。虽然不是旅游旺季，游客不算多，但是因为环境嘈杂，从收费站进山到开始活动之间只能自由行，无法进行其他的课程。

3）对象：公务员夫妇。

4）人数：两人。

三、活动目标

公务员在工作岗位中本身就面临很多压力，同时，因为忙于工作而在生活上照顾、陪伴家人方面有所缺失,他们也面临很多来自家人的微词,这成为他们生活的压力。其家人面对生活的烦琐、需要搭把手时还需要自己一个人扛着的状态,会产生情绪进而转化为压力。所以本次活动目标锁定在公务员夫妇的减压和放松上。

四、理论依据

主要理论为心理学的正念认知理论和森林医学的理论。在活动进程中使用的是简单易懂的词汇说明,很少提及类似正念这些不太容易被人理解的概念。

森林环境中安静的气氛、景色和气候以及空气都会对情绪状况产生有益的影响,欣赏森林景观显著地提高了活力分数,并且降低了焦虑抑郁、愤怒、疲劳及困扰分数,同时,交感神经活动有所减弱,而副交感神经活动有所增强[1, 2]。

绿色运动不仅可以增强自尊、改善情绪、增强放松感、提升幸福感,还可以降低血压与心率、减少压力生物学指标、降低体重指数以及全死因死亡风险和循环系统疾病死亡风险,并可改善免疫功能。自然具有恢复功能及美学吸引力,它还为绿色运动提供了环境。这些都促进了社会交往,是间接的健康效益[3, 4]。

正念平等地对待一切经验、思维与感觉,则没有压抑,也没有个人的好恶。正念如实地观察事物,可看见现象的真实本质。正念可化解心中的烦恼[5]。

心若是浮躁的,身也不得安宁。觉察声音,试着把觉察主要放在聆听声音本身。只是单纯地聆听进入耳朵的声音,一秒接着一秒,不评断也不思索这些声音,它们就是单纯的声音[6]。

体育锻炼是减压的一种形式,锻炼不仅会引起生理变化,而且会引起心理变化,再次证明了身心一体的观点,平常的体育锻炼可以达到生理和心理两方面的和谐,经常锻炼的人也会有更高程度的自信心和较低程度的沮丧焦虑[7]。

冥想具有减压的作用:在任何年龄阶段,大脑都需要休息,暂时从各种思想、烦恼和外部刺激中解脱出来。冥想是使大脑从感觉超载中解脱的有效方法。在当今的西方世界,冥想已被认为是很有效的放松技术[8, 9]。

五、活动道具

活动利用森林公园自然环境中的视听触嗅觉等素材,主要开展了森林漫步和森林静息课程,使用了瑜伽垫、牛皮纸卡片、吊绳、彩铅、野餐垫等道具,同时根据季节、气候特点准备了姜枣茶饮品。还准备了碘酒、跌打损伤药、创可贴、医用棉签等外用药品。

六、活动设计

前测和热身目标：获取活动前数据，唤醒身心，与自然连接。

内容：活动前自我评价，森林疗养简介，身心唤醒操，连接冥想，制作自然名牌。

特点：通过简单冥想先相互连接，再与自然连接，直接连接到自然名，一气呵成。

（一）课程一：森林漫步

目标：安静下来，打开五感，体验森林环境。

内容：森林漫步，同时看、听、嗅、触自然，发现"我的树"。

特点：渐进式森林漫步体验。

目标分解：从自由漫步开始，慢慢加入止语漫步和慢行漫步，逐渐感受和适应慢下来的感觉，能静下来，通过眼观、耳听、鼻闻、身体感受等慢慢把注意力聚焦到自然环境和自己的身体感受上（图2-1）。

（二）课程二：喊山释放

目标：通过呐喊释放内心压力。

内容：在森林中大声喊叫和歌唱。

特点：渐进式发声。

目标分解：从模仿自然声音开始，到模仿自己知道的自然声音，到呐喊，再到歌唱。

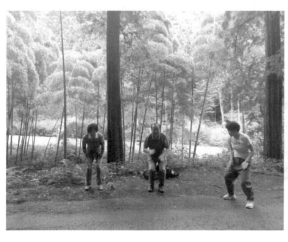
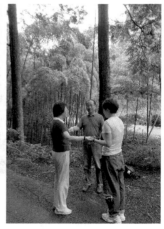

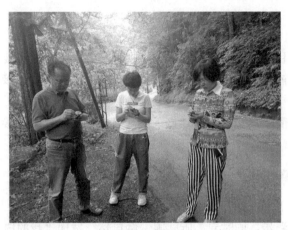

图 2-1　森林漫步

（三）茶歇

目标：照顾身体，补充能量，为下个阶段做准备。

内容：品尝黄瓜、玉米棒、苹果、红枣等自带食品。

（四）课程三：森林静息

目标：通过倾听自然使大脑暂时闲置起来。

内容：倾听自然，冥想的一种方式。

特点：有目的地照顾身体的感受，倾听自然，温柔地对待思绪游离（图 2-2）。

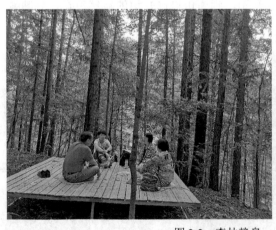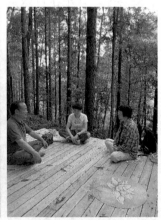

图 2-2　森林静息

（五）总结与后测

目标：总结回顾自己的变化，发现他人的成长，获取活动后数据。

内容：活动后自我评价，自己的感受、课程设计、活动总体安排、建议等的分享。

特点：每一个小活动均有阶段分享，最后有整体回顾和分享。

说明：准备了情绪状态量表（profile of mood state，POMS）和自我评价表，测量前瞬间决定只使用自我评价表。

七、规则与要求

1）请大家带双肩包，以便把双手解放出来。请准备饮用水和中午的食物。

2）请做好防晒和防雨的准备工作，请根据自己的身体状况准备自己必需的食品、药物。

3）出发前请用好早餐。

4）请践行低碳环保，尽量减少一次性用品的使用，活动过程中产生的垃圾请带下山。

5）活动过程中请关闭手机或者把手机静音。

八、森林疗养效果评估方法及结果分析

（一）评估工具

自我评价表、POMS（操作中放弃使用此表）。

（二）评估结果

自我评价表就四项主要体现个人情绪和压力的指标，由大到小分成五个量度，以简单图标的大小替代文字分级，1号最大最强烈，5号最小最弱，活动前后测量结果汇总如表 2-1 所示。

表 2-1　自我评价表

项目	体验者一		体验者二		活动前后测量量度变化	
	活动前	活动后	活动前	活动后	体验者一	体验者二
现在的心情	不太好	比较好	比较好	比较好	4→2	2→2
现在的精力	一般般吧	有点旺盛	旺盛	有点旺盛	3→2	1→2
现在的情绪	一般般吧	非常好	一般般吧	非常好	3→1	3→1
现在的压力	比较大	比较小	压力满满	比较小	2→4	1→4

从自我评价表可以看出体验者的压力均有大幅度降低，情绪水平也有提升。

九、提示与建议

（一）提示

本次活动早上 9：00 集合从市区出发，0.5h 后到达景区大门口，下午活动结束后 2：00 返回景区大门口，在森林公园的时间超过 4h。4h 的时间带给体验者的释放和放松效果是明显的，所以请尽量抽出时间到森林中、自然中走走，进行森林疗养。

（二）建议

我们此次所使用的森林疗养课程都可以在生活中用来进行情绪管理和压力释放。我们在工作和生活中总免不了遇到不顺心、不如意的事情，就会产生不良情绪，不良情绪如果没有一个通道宣泄出去，就会堆积在我们心中，时间久了就会对我们的身体造成伤害。如果宣泄的途径和方式不对，也会伤害我们相互之间的关系——或者是亲密关系，或者是同事关系，或者是亲子关系。

建议一：情绪来得比较急、比较大、比较激烈的时候，我们可以通过大喊大叫或唱歌的方式让这个能量释放出来。然后等情绪平复了，再选择一些比较安静的、柔和的方法，向内去看一下自己的内心，觉察一下到底是什么让我们产生如此激烈的情绪。

建议二：建议夫妇两人每周一次到森林中进行森林漫步、森林静息，如果由森林疗养师带领效果会更好。

建议三：如果可以，请尝试正念。

参 考 文 献

[1] 李卿. 森林医学[M]. 北京: 科学出版社, 2013.

[2] 南海龙, 刘立军, 王小平, 等. 森林疗养漫谈[M]. 北京: 中国林业出版社, 2016.

[3] 陈晓, 王博, 张豹. 远离"城嚣": 自然对人的积极作用、理论及其应用[J]. 心理科学进展, 2016, 24(2): 270-281.

[4] 张哲, 李润楠. 森林公园的康体效益研究综述[J]. 林产工业, 2017, 44(3): 60-62.

[5] 德宝法师. 观呼吸: 平静的第一堂课[M]. 赖隆彦译. 海口: 海南出版社, 2009.

[6] 乔·卡巴金(Jon Kabat-Zinn). 正念疗愈力[M]. 胡君梅, 黄小萍译. 台北: 野人文化股份有限公司, 2016.

[7] 郝正文. 一分钟减压[J]. 企业管理, 2015, (12): 20-21.

[8] Seaward B L. 压力管理策略[M]. 许燕, 等译. 北京: 中国轻工业出版社, 2008.

[9] 中国就业培训技术指导中心, 中国心理卫生协会. 国家职业资格培训教程: 心理咨询师(基础知识)[M]. 北京: 民族出版社, 2005.

第三章 亲近自然 释放压力 关爱自己
——职场更年期女士 3 天 2 夜森林疗养减压活动

一、活动简介

现代人久居于城市，大部分成人和儿童患有"自然缺失症"，人们非常需要通过接触自然平衡个体身心状态。森林是维护生态平衡的主体，也是人类赖以生存的自然资源。人们对自然（森林）有着发自内心的热爱。森林是人们赖以生存的母体，回归森林，在森林中进行放松和疗愈，可以为人们带来无形的陶冶和恢复效果，"亲自然、换空气、解压力"已经成为都市生活新时尚，更是职场女士亲近自然、释放压力、改善睡眠、放松心情、关爱自己、疗愈身心的方式。

更年期，一个不可小觑的话题，它不但影响女性健康，还关系到一个家庭的和谐与社会的稳定。根据世界卫生组织估计，到 2030 年，全世界会有 12 亿以上的更年期女性人口，我国的更年期女性将超过 2.1 亿。通过本次 3 天 2 夜森林疗养课程设计的活动，引导体验者在自然中关心关爱自己的身心健康，通过森林漫步、五感体察、森林运动、与树木对话、"生命之树"等活动，在亲近自然、自我肯定中释放情绪、减压疗愈、重塑自我、关爱自己；通过正念静息、森林冥想、身体扫描、催眠疗法、森林瑜伽等课程教会大家感知当下；通过自然材料手工制作、生态游戏等增进人与人之间的相互信任与理解；通过感恩自然、与树木共情学会常怀一颗感恩之心，发现自然之美，感受自我的美好心情，培养积极乐观情绪，并将在自然中感受到的温馨、平和、感恩、愉悦的心理状态，带到日常生活和工作中，学会自我减压放松的方法，让大家的心态更好，生活更美，幸福感更高。

二、活动安排

1）时间：9～10 月。

2）地点：八达岭国家森林公园或其他适合森林疗养的场地。

八达岭国家森林公园位于北京市延庆区境内，总面积 2940hm^2。2016 年，成为北京市森林疗养联盟单位，是北京市开展森林疗养实践与研究活动的重要场所之一。该森林公园自然资源丰富，素有"长城脚下的绿色明珠"之美誉，是生物多样性和景观多样性比较丰富的地区，植被覆盖率达到 96%，树种主要有油松、华北落叶松、侧柏、华山松、黄栌、元宝槭、暴马丁香、杜梨、白梨、核桃楸、刺槐、山杏、山桃等，共有植物549种，其中草药植物近200种。随着生态环境的进一步改善，野生动物的数量有了明显的增长，包括鸟类、两栖类、爬行类、兽类、昆虫等多种类别。该森林公园内建有首家中韩合作北京森林体验中心，总面积450hm^2，分为八达岭森林体验馆和户外体验区。户外体验路线设有森林教室、观景台、树屋帐篷露营地、五感体验径等。随后又完成了森林手工与标本室、杏花沟森林体验径、园艺驿站等适合森林疗养的基础设施建设。

在北京市园林绿化国际合作项目管理办公室的指导下，在北京林业大学心理学系、北京大学医学部、北京康复中心等专家团队的支持下，该森林公园依托自身丰富的森林资源、独特的自然景观和文化内涵、良好的森林疗养基础设施及环境，积极探索开展了具有八达岭特色的20余次森林疗养实践活动，编制了适合不同人群的75项森林疗养课程。旨在大力宣传与推广森林疗养的理念，为疗养产业可持续发展探路子，引导市民更好地享受森林福祉、提高身心健康水平，同时维护好森林资源的安全。

3）对象：职场更年期女士（45～55岁）。

4）人数：体验者10～12人，森林疗养师2人。

三、活动目标

由于女性在更年期阶段易出现情绪变化的异常，有情绪低落、多愁善感、睡眠障碍、烦躁易怒等症状，且职场更年期女士工作、生活压力更大。本主题活动结合该森林公园气候与优质的森林环境条件，设计适合职场更年期女士的课程，开展3天2夜的森林疗养活动，让体验者在森林中跟随疗养师的活动进程，不断获得减压与身心的疗愈。并且在为职场更年期女士减缓压力、放松身心的同时，让大家了解森林疗养，体验学习森林疗养的基本方法。引导体验者在自然中，感受自然的美好与舒适，增强与大自然的联结，释放压力，培养积极乐观的情绪，将在自然中感受到的感恩与平和的心态以及学习到的森林疗养方法带入到日常的生活和工作中，关注当下、了解自我、接纳自我、关爱自我，进而关爱他人，增加自信感与幸福感。

四、理论依据

由北京林业大学吴建平与八达岭国家森林公园团队联合开展的2016年6月12～13日为期两天一夜的森林疗养活动研究数据表明：此次活动招募更年期女性，结合八达岭国家森林公园气候与森林环境条件开展森林疗养活动，活动内容包括森林手工、森林行走、长城文化疗养、夜游森林、森林冥想与森林瑜伽等，在森林中处于更年期的女性跟随活动进程，不断获得身心的疗愈。与城市相比，当参与者在树林中度过一段时间后情绪更积极正面。森林疗养有助于缓解负性情绪并提高活力。为期两天一夜的更年期女性森林疗养活动结束已将近一个月，虽然没有对照组的比较，但参与者的测量结果仍然为我们提供了极有参考价值的结果。更年期女性通过在森林中散步或休息等活动，可以改善更年期症状；有效减轻疲劳与负性情绪；提高活力与睡眠质量；平衡自主神经系统的活动，让身心得到放松[1]。

在森林里，人们通常通过五感获得周围环境信息，自然疗养由此对疾病产生治疗效果。森林的这种疗养是多种功能的综合作用，其中主要通过释放植物精气、降低噪声、增加空气负离子、利用绿色效应等途径对人类的身心健康产生影响，从而对人体产生疗效[2-5]。Watanabe 等[6]研究指出，森林植物的花、叶、根、芽等油腺组织能够分泌出一种浓香的挥发性物质，并发现人类在这种环境中休闲能放松身心、保持健康。以往实践经验表明，森林疗养更受女性朋友的青睐。

想要缓解更年期不适，除了要保持精神愉快、生活有规律，还要保持健康饮食。更年期的女性容易发生肥胖，这是因为内分泌在更年期发生变化，使摄食中枢失调。随着年龄的增长，人的活动量减少，体内热能消耗也会减少，这容易造成热量过剩，引起肥胖。而肥胖又会促使身体动脉硬化症的形成，增加心血管疾病的发病率。森林疗养正念饮食课程有助于改善肥胖及其带来的心理问题[7]。

在我国，更年期综合征的女性以 45～55 岁为主，可是近些年，逐渐出现了年轻化的趋势。更年期是女性生命发展必经的自然历程，是人生健康和疾病的过渡阶段，女性进入更年期后，因体内激素的减少，机体各系统器官趋于衰退，加上平时运动量明显减少，有些女性会表现出生理方面的不适，如月经不规则、肥胖、皮肤皱纹增多、平衡能力下降、心肺功能差、热潮红、睡眠差、多梦及疲倦无力等症状，以及心理方面的不适，如焦虑、烦躁不安、抑郁及情绪低落等症状。

目前，我国更年期女性的人数居世界第一位，甚至 90% 以上的更年期妇女正在遭受着不同程度的更年期症状困扰。现代职场更年期女性的工作压力是比较大的，承受的压力过大，身体更容易出现问题[8, 9]。

研究表明，通过运动可以促进更年期女性血液循环，改善心肺和大脑的功能，有助于机体容光焕发，所以更年期女性朋友要更多地运动，保持心情愉悦。更年期女性朋友可以发展自己的爱好，如手工、音乐、绘画等，从而可以调节身心，抚慰心灵，保持内心的宁静和安逸。瑜伽练习可以改善更年期女性的一般健康状况，提高更年期女性的健康体能状况，缓解女性的更年期症状困扰，提高更年期女性的生活质量。瑜伽体位练习可以改善更年期女性的心血管系统、自主神经系统、骨关节系统、泌尿系统及精神心理等的更年期困扰症状，是缓解女性更年期症状的有效运动疗法[8, 9]。

五、活动道具

木片、彩笔、线绳、眼罩、石头、颜料、专用画笔、禅绕画卡片、急救包、环保袋、音像资料等。

六、活动设计

（一）前期准备（很重要）

1）活动前 1~2 个月进行精心策划筹备及活动人群的招募工作，活动需要招募的疗养体验者是年龄 45~55 岁有工作压力及其他不适症状的职场更年期女性。两位森林疗养师需要经常沟通，活动前一周和前 2 天召开网络视频会议，商讨活动方案与课程细节演练，不断修改完善课程，制定雨天等应急预案。

2）活动场地勘察评估：需要 1~2 次，为了确保本次活动顺利开展，森林疗养师需要提前 1 天到达目的地，对计划开展活动的场所、路线进行详细勘察。根据实际情况再次商讨具体的实施方案，进一步完善活动方案。以确保活动方案的顺利实施。

（二）初始面谈

活动开始时首先进行一对一初始面谈。

健康管理目标：初步了解体验者的身心状况和病痛情况，尤其是可能影响森林漫步等活动的疾患和过敏症状；了解体验者参加疗养活动的目的与需求，并微调疗养方案。介绍活动流程，让体验者避免因不清楚活动情况而出现过度好奇、兴奋、思索、焦虑，有助于情绪舒缓（图 3-1）。

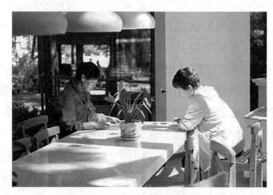

图 3-1　初始面谈

（三）自然名牌与破冰游戏

制作自然名牌，开展自然名滚雪球破冰游戏与身体表演止语游戏，叙述我和自然名的故事（图 3-2）。

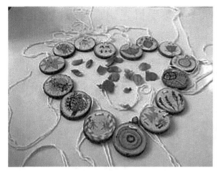
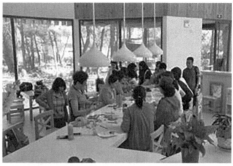

图 3-2　破冰游戏

健康管理目标：打破疏离感、认知角色、连接自然。

（四）五感感官疗法

五感体察，与植物共情，感恩自然（图 3-3）。

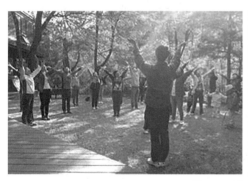
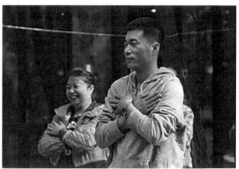

图 3-3　五感感官疗法

健康管理目标如下。

1）充分调动视、听、触、嗅、味感官功能，发现并感受自然的美好，疏导压力、焦虑等。

2）引导觉知当下。

3）分享感受、认知；目标、导向是五感觉知对疗愈的积极作用。

4）导入顺其自然、为所当为的积极心理觉知。

5）感恩自然，学习常怀一颗感恩之心。

利用五种感觉（包括触觉、听觉、视觉、嗅觉、味觉）体验森林环境中的自然元素，以此体验自然的生命力，领略天人合一的奥妙。如植物的色、形对视觉，香味对嗅觉，可食用植物对味觉，植物的花、茎、叶的质感（粗糙、光滑、毛茸茸）对触觉都有刺激作用。另外，自然界的虫鸣、鸟语、水声、风吹以及雨打叶片声也对听觉有刺激作用。到室外沐浴自然大气，接受日光明暗给予视觉的刺激，感受冷暖对皮肤的刺激（图3-4）。

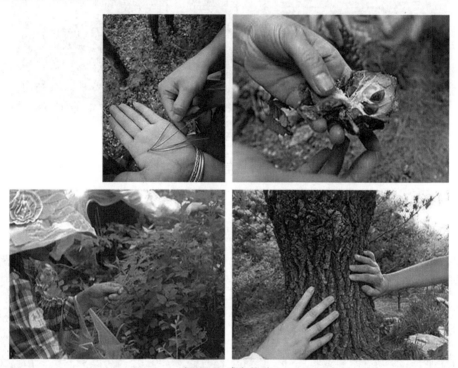

图 3-4　感官体验

在森林疗养审美体验中，首先感受到的是森林的自然之美。体验者在森林疗养师的讲解介绍和启发指导下，打开"五感"，调动起视觉、听觉、触觉、嗅觉和味觉，身临其境地了解、感知森林及动植物的生物学、生态学信息（如花草树木的生长特性、形态状貌、色彩气味，以及森林中的各种自然声响、温度湿度、水土等），真切地感受森林中蕴涵的能量生机与资源宝藏等生态之美（图3-5）。

（五）作业与艺术疗法

健康管理目标：培养对合作伙伴的信赖感，促进团队协助沟通，享受手工与艺术创作过程，提高专注力，获得成就感。

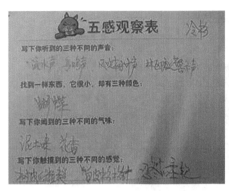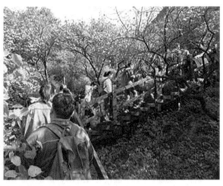

图 3-5　打开五感活动

用捡拾的森林枯落物及其他自然物共同创作大地艺术作品，合作拼出自己喜欢的图案，让体验者获得成就感和满足感（图 3-6）。也可以组织自然插花（图 3-7）、曼陀罗波点彩绘（图 3-8）活动。

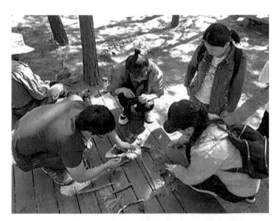

图 3-6　大地艺术创作与分享

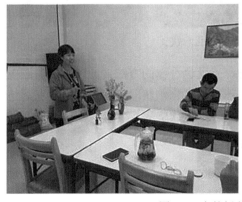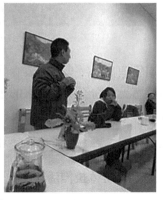

图 3-7　自然插花

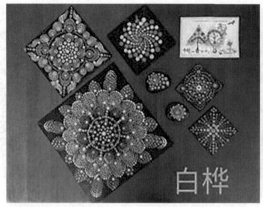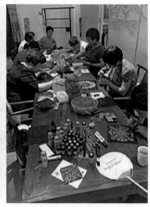

图 3-8　曼陀罗波点彩绘

（六）正念饮食，食物疗法

正念饮食觉知训练（mindfulness-based eating awareness training，MB-EAT），是一个体系化的课程，通过带领学员重新认识饮食健康知识，把盲目饮食培养成正念饮食。用心在当下，以不批判的方式来享受美食，照顾好自己的健康。可以进行正念吃山楂等练习（图 3-9）。

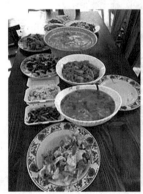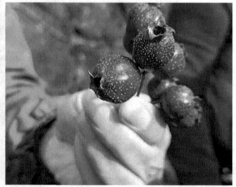

图 3-9　正念饮食

健康管理目标：介绍观察食物、感受色香味的方法。通过视觉、嗅觉、味觉和饥饿感感受食物给身体带来的生理心理变化。获取对生命的尊重和感恩体验；提升觉察力、促进健康饮食体察；调整自我欲望等。

（七）运动疗法——长城野趣漫步

1. 运动前身体拉伸活动

健康管理目标：提前热身，活动开筋骨，避免扭伤。打开身体关节，调整身体机能状态（图3-10）。

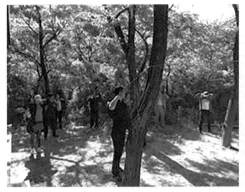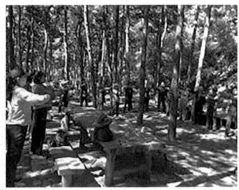

图3-10　身体拉伸活动

2. 长城野趣漫步

健康管理目标：强健心肺；刺激脚底穴位、促进微循环改善；体察文化和环境使心理产生的变化；感恩自然馈赠，体察美好、安详内心。

登长城，森林徒步行走至微汗，继续五感体验，通过充足的有氧运动，感受不同森林步道。体察赤足长城行走的触觉，感受古长城600年的人世沧桑。沿途识别植物、少量采摘野菜。

首先，森林漫步是有氧运动，可以增强体力和身体的平衡感；其次，作为预防医学的一项措施，森林漫步常用于阿尔茨海默病预防和防止摔倒练习；最后，还有报告称森林漫步具有缓解身心压力、调整自主神经的效果。它不仅是一种运动，还可以使体验者在漫步的过程中发现自己，能明显地改善情绪和降低压力。森林里的自然环境越好，在环境里的休憩时间越长，对人的情绪改善效果越为明显。在松涛、鸟鸣的森林背景乐中，人很容易打开"五感"，人与人之间容易建立倾听的信任关系，负能量也更容易释放。

通过在森林中缓慢行走，进行层林透视、色彩对比觉察，可以体验树隙中照进来的阳光、叶片的颜色变化、风的冷暖变化、步道的触感、嫩叶的清香、土壤的气息、鸟鸣、流水声音等带来的愉悦。一边在森林中散步，一边享受通过五感体验到的各种各样的愉悦变化，从而忘却都市的喧嚣，从紧张的日常生活中解放出来。漫步在略有起伏的山林中，充分打开五感，能达到血清脂素水平增加、肾上腺素水平减少、多巴胺浓度降低的效果（图3-11）。

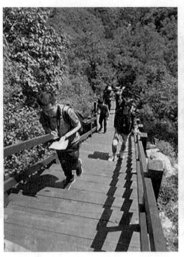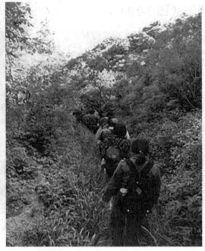

图 3-11　长城野趣漫步

运动疗法的作用如下。

1）增强心肺功能。

2）维持和改善运动器官的功能。

3）促进代偿功能的形成和发展。

4）增强内分泌系统的代偿能力。

5）提高神经系统的调节能力。

（八）植物草本茶与野菜制作及品味

亲手制作酸枣叶玫瑰花草本茶及短尾铁线莲、蒲公英、苣菜、车前等野菜，打开味觉，享受药食同源植物的味道（图 3-12）。

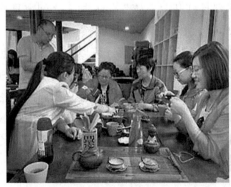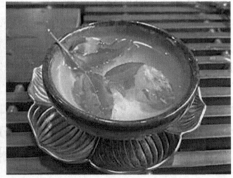

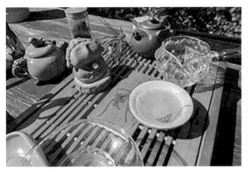 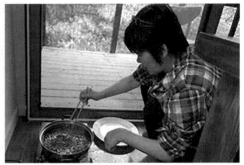

图 3-12　植物草本茶与野菜制作

健康管理目标：养颜美容、安神助眠、调节血脂、清热利湿。

（九）气候疗法——漫步青龙谷

漫步青龙谷，在不同的步道行走，体验足部不同的感受，岩石路的坚硬、松针步道的柔软等，都是很好的保健。

健康管理目标：利用森林的优质环境，呼吸林中芬多精，消耗体内多余热量，促进血液循环，平复心率，降低血压和应激激素水平。

（十）森林冥想、森林催眠、森林瑜伽、"生命之树"与叙事疗法等系列活动

健康管理目标如下。

1）放松精神，有助于失眠症改善，提高注意力。

2）听觉觉察，增加耐心，平复心情。

3）觉察当下，释放压力。

冥想是心理学中放松的一种方式，它可以帮你进入你的潜意识，让你和你的潜意识进行沟通与交流。静思冥想又称自我放松法，是解除心理疲劳的有效措施。

在冥想时，脑内各种细胞以新的方式联系起来，对机体的其他器官起到新的调节作用，以改变它们的功能活动，从而提高人体的免疫功能，有效控制各种传染病、自身免疫病、过敏反应性疾病等。在森林里做冥想体验是非常舒服的一种状态，相对于室内封闭的环境下做冥想，森林是一个开放的环境，也是一个系统循环平衡的环境，在你静心宁气对自我产生专注力时，还有森林环境与五官通道进行对流，舒适的森林声音（水声、鸟声、虫鸣声）作为森林冥想的背景音乐，森林清新的空气、温和的气候、树木的芬多精对嗅觉、触觉产生舒适的刺激。

森林催眠可以提高注意力和减压。放松实质上是准备工作，坐在静谧、温度舒适、光线柔和的森林环境中，双脚平落在地面上，双目微闭，深吸气后再慢慢

呼出，反复默念几次"放松"，让放松感传遍全身各部位，并将这种状态保持 5min。

通过"我的树"与"生命之树"等活动，每个体验者找到最吸引自己、合自己眼缘的一棵树，然后与这棵树（"我的树"）同频呼吸，感受植物的生命力，以友好的方式接近它、拥抱它、依靠它，跟它做自我介绍，向它诉说自己的压力与烦恼，和它对话，跟它交朋友，并反馈给它你收到了什么信息。注意在你的脑海中出现了什么，也许会浮现出一连串的影像、记忆、身体感觉和想法，细心倾听树木的声音，让你们的友谊在丰富的想象中成熟，直到你觉得你们的谈话尽兴了，心情也好了许多。然后，对"你的树"表示感谢，如果下次再来到这片森林，再来拜访你的树，如同老友重逢。通过冥想，连接自己的"生命之树"。森林是无言的心理咨询师，与森林共情共舞，能使人们感到平静和舒适，从而保持身心健康的平衡（图 3-13）。

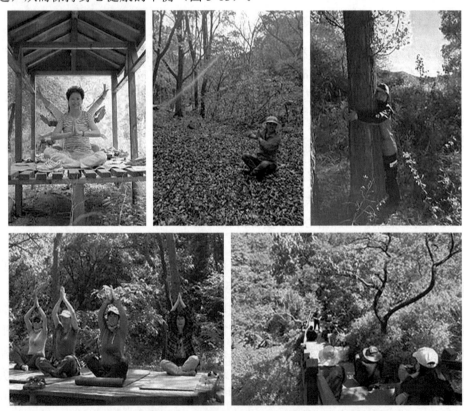

图 3-13　森林冥想、森林瑜伽、"生命之树"等系列活动

（十一）暗夜疗法——夜游森林与观星

夜晚毛毛虫野行（蒙眼识物），再次寻找"我的树"，独步行走一段山路。

觉知信任与合作，激发暗夜感官功能，开展观星活动（图 3-14）。

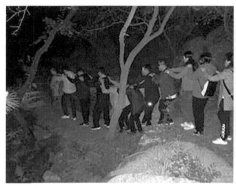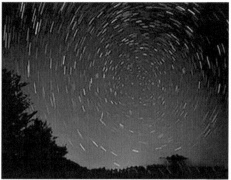

图 3-14　暗夜疗法

健康管理目标如下。

1）心理松紧按摩。

2）觉知交付和集体的信赖依托。

3）通过抬头观星锻炼颈椎。

（十二）分享、交流与总结（结合禅绕画卡片）

在每个活动实施之后都设置了分享环节。为了满足体验者想要学习森林疗养方法的需求，在活动最后进行了 1h 的交流、分享与总结，让大家学会简单易行的减压放松方法（图 3-15）。

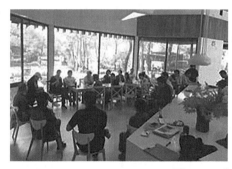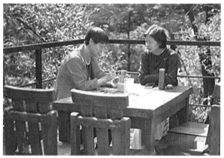

图 3-15　分享交流活动

（十三）终了面谈

了解体验者身心情绪变化，本次疗养活动是否达到预期目标，以及体验者对森林疗养活动满意度的评价与建议。健康管理目标：获得日常健康生活的建议。

七、规则与要求

活动遵循无痕山林原则，爱护大自然，不能破坏环境；严禁吸烟及带火源进山，保障森林资源安全；要求穿着宽松、舒适的衣物、运动鞋，根据个人需要备好雨伞、墨镜、防晒霜、纸巾、外套、常用药品等。密切注意环境变化与人身安全，不到危险地方活动。森林疗养关注人的健康和森林的健康，达到天人合一，道法自然，人与自然和谐共生，并传递尊重自然、绿色发展的生态文明理念。

八、森林疗养效果评估方法及结果分析

（一）评估方法及数据结果分析

使用森林疗养面访记录及体验者满意度调查表以及心理与环境评估量表等（图3-16），题目采用5～7点的计分形式。通过对初始面谈和终了面谈关于身体状况、心理状况、健康程度等的数据及问卷进行统计，并使用 SPSS 19.0 对前后统计数据进行配对样本 t 检验，通过数据分析及访谈结果得出结论。

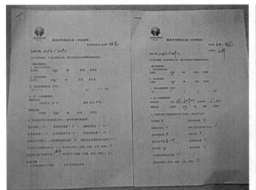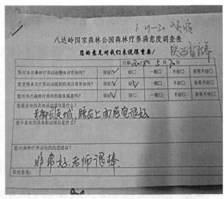

图3-16　评估表

（二）效果评估

通过设计体验者满意度调查表，在活动结束前由观察员实施，让体验者以不记名方式填写问卷。通过对满意度调查数据的整理分析，了解到大家对此次活动满意度较高，尤其是对森林疗养师的服务给予了客观的评价。

九、提示与建议

活动结束后，及时对活动进行全面总结，寻找成功之处与问题所在，找到解

决问题的办法，为下次活动的顺利开展提供依据。此项活动可以提高森林疗养师的实际操作水平，使其在实践中逐渐成长为一名合格乃至优秀的森林疗养师。

参 考 文 献

[1] 南海龙, 刘立军, 王小平, 等. 森林疗养漫谈[M]. 北京: 中国林业出版社, 2016.

[2] 南海龙, 王小平, 陈峻崎, 等. 日本森林疗法及启示[J]. 世界林业研究, 2013, 26(3): 74-78.

[3] 刘华亭. 森林浴: 绿的健康法[M]. 台北: 大展出版社有限公司, 1984.

[4] 李卿. 森林医学[M]. 北京: 科学出版社, 2013.

[5] 张艳丽, 王丹. 森林疗养对人类健康影响的研究进展[J]. 河北林业科技, 2016, (3): 86-90.

[6] Watanabe I, Noro H, Ohtsuka Y, et al. Physical effects of negative air ions in a wet sauna[J]. International Journal of Biometeorology, 1997, 40(2): 107-112.

[7] 李芬. 女性更年期保健[M]. 北京: 中国协和医科大学出版社, 2008.

[8] 陈金鳌, 白亚兵, 金奕, 等. 不同运动方式对更年期女性身心健康的影响[J]. 北京体育大学学报, 2017, (2): 67-72.

[9] 裴鹏. 瑜伽练习对缓解更年期女性更年期症状困扰的效果研究[J]. 中国妇幼保健, 2014, 29(22): 3580-3583.

第四章　阳虚体质人群的森林疗养方案设计

一、活动简介

本次活动针对阳虚体质的 8 位一线男性空中交通管制员（管制员执照持有人，具有符合要求的知识、技能和经历、资格，并从事特定空中交通管制工作。或者说，是在机场、地区空管局等地工作，负责指挥飞机的起降以及飞行过程中的安全指控工作的人员），他们以畏寒怕冷、少气懒言、嗜睡乏力、心情不佳、睡眠差、患有颈肩综合征为主要特征。

针对这个人群，选择以亲情服务著称的碧水湾温泉度假村为疗养基地，以情暖心，缓解身心压力；碧水湾地处阳热之地，选择自然界阳热之气最盛的夏至节气开展森林疗养活动，以期借助天地之阳气，更好地为参与者疗愈身心，调理阳虚体质。

二、活动安排

1）时间：6 月 19～23 日（19 日 16：00 集合，23 日 12：00 结束）。

2）地点：广州从化碧水湾温泉度假村。

碧水湾温泉度假村位于广州从化流溪河畔，地处"从化 80 公里①绿色旅游走廊"的中心，四周层峦叠嶂，树木葱郁，碧水环绕，180 万亩②森林环其左右，80 公里绿色走廊横亘南北，背依飞鹅山，幽枕流溪河，是一个森林温泉度假村。

碧水湾温泉属于苏打型温泉，又名碳酸钠温泉，这种温泉世界稀有而珍贵：迄今在全世界范围内发现的仅有两处，一处远在欧洲的瑞士，而从化的这处是国内唯一的。

尝试在碧水湾利用其森林资源、河流资源、温泉资源开展森林疗养，势必会对参与者的身心健康有一定的改善作用。

3）对象：阳虚体质的 8 位一线男性空中交通管制员。

工作特征：工作环境一年四季都需要开空调、长期面对屏幕，排班制度为白班—夜班—白班—夜班，工作内容是保障航班的安全运行，生命所系，故安全压力大。常见职业病为虚寒体征，颈肩综合征，易疲劳、乏力，睡眠质量差。

---

① 1 公里=1 千米（1km）

② 1 亩≈666.7m^2

身心特征：阳气不足，有寒象，表现为疲倦怕冷、四肢冰凉、唇色苍白、少气懒言、嗜睡乏力、易腹泻、排尿次数频繁、性欲衰退等。阳虚体质的人平素畏冷，手足不温，易出汗，喜热饮食，精神不振，睡眠偏多，情绪常常不佳。

4）人数：8人。

三、活动目标

1）缓解管制员的身心压力。

2）调理管制员的阳虚症状，以少气懒言、四肢冰凉、易腹泻、情绪不佳、睡眠质量差为主要调理指标。

3）森林教育启蒙，森林生活方式引导。

四、理论依据

（一）森林医学

森林环境和森林浴，可以起到生理放松和改善睡眠的作用，可以降低心理压力，提高活力[1]。同时对内分泌系统、免疫系统、血液系统、神经系统等的功能有积极的改善或提高作用[2]。

（二）运动医学

根据中国哲学"动则生阳，静则生阴"的理论，选择在向阳处做升阳功、撞背、八段锦、太极球作为热身运动。

升阳功：可提升阳气，通经络，能疏通胆经，增强代谢功能，刺激关元穴、肾俞穴、腋窝、百会穴等穴，同时通过拍打促进手部的血液循环，通过屈膝促进腿部的血液循环。

撞背：中医学认为，背为阳，腹为阴，人体背部分布的基本上都是人体的阳经。其中督脉、足太阳膀胱经尤为重要。督脉沿脊柱分布在腰背部正中，它能总督一身阳脉，蓄积气血，以备全身经脉之用。解剖学也表明，在背部脊柱的两旁，分布着一些调节内脏的自主神经节。在人体背部进行一定节律的拍打、敲击，能提升阳气，有利于人体气机顺畅，阴阳调达，使人体的脏腑功能更加协调，气血更加通畅[3]。

八段锦：八段锦是道家古老养生功法，动作比较柔和缓慢，圆活连贯，使人神清气爽，体态安详，从而达到疏通经络、畅通气血和强身健体的效果。

太极球：此运动是有氧运动，以腰为轴带动全身气血循环，使身体缓慢发热，逐渐出汗，汗而不喘。是一项平衡、协调、持续的运动，双手或双脚有规律地运动，自然调节四肢百骸的平衡性和协调性。此运动是男女老少皆宜的运动，适合3～100岁爱好者习练。太极球可让我们的身体获得由内而外的平衡，平衡是养生的根本和灵魂。

太极球的功效如下。

1）预防、改善、消除肩颈及腰椎问题。

2）有氧运动，改善心肺功能。

3）壮而不肥，瘦而不弱，带来健康体格。

4）激活免疫力，告别亚健康。

5）强壮骨骼和肌肉，提高关节和韧带的灵活性与柔韧性。

6）增进脑部运动。

7）有效预防心血管疾病。

8）促进胃肠蠕动，有效减除腰腹赘肉，并能很好地预防和缓解便秘。

（三）"天人相应"

人体发病遵循着"旦慧、昼安、夕加、夜甚"的规律[4-6]，"天人相应"理论涉及中医学对人体生理功能节律"五脏应时"的认识[7, 8]，还包括了对"择时"治疗[9-11]和"顺时"养生的应用[12-14]。现代时间生物学以现代的科学技术，深入研究生命节律，发现了生命活动呈现出一定的周期性变化，揭示了生命的动态演变[15-18]。夏至日太阳几乎直射地球北回归线，是北半球白昼最长的一天，故选夏至前后调理阳虚体质。

（四）温泉水疗

温泉通过静水压、浮力、温热作用、矿物质等对人体产生一定的药理作用。碧水湾温泉水为碳酸钠泉（苏打泉），也就是所谓的美人泉、美肤泉。总体来说，温泉有以下十大益处。

1）促进全身血液循环。

2）增强排泄机能和肌肉功能。

3）水压带来的紧致效果可以消除浮肿。

4）有助于排泄皮脂和汗。

5）美化肌肤。

6）增强血细胞的功能、强化免疫力。

7）消除压力。

8）水的浮力可使关节和肌肉得到放松。

9）清洁血液。

10）调理内分泌。

五、活动道具

肺功能检测仪、红外检测仪、睡眠检测仪、超声波身高体重体脂分析仪、血氧分析仪、情绪状态量表（POMS）、血压仪、防水运动手环、音箱、太极球、冷制皂制作工具、眼罩等。

六、活动设计

本活动设计的流程见表 4-1。

表 4-1 活动流程

时间		活动主题	活动简介	物品准备
6 月 19 日	16：00～18：00	体检、访谈	建立中西医健康档案，通过中医望闻问切四诊的形式，展开访谈	超声波身高体重体脂分析仪、血压仪、肺功能检测仪、血氧分析仪、红外检测仪、防水运动手环
	18：00～20：00	开营破冰、食疗晚宴	通过认领盆栽、制作自然名牌认识团队成员，并解析食疗膳食的原理	签字笔 8 支、木制名牌 8 个
	20：30～22：00	森林温泉水疗	沐浴、净手祈福、水疗、冥想、中药浴、芳香浴、红外桑拿等	移动小音箱 1 个
	22：30	睡前艾叶足疗	感受艾叶的温暖，促进足部血液循环，缓解疲劳，改善睡眠	沐足桶、新鲜艾叶
6 月 20 日	7：00～8：00	森林有氧运动	升阳功、撞背、太极球、八段锦	太极球 9 枚
	8：00～9：00	食疗早餐		
	9：00～11：30	森林疗养活动	我的生命树、森林漫步、森林熊行、制作艾叶苦参皂	艾叶、冷制皂制作工具、眼罩
		备案：森林鱼水情	雨中漫步，收集 3 种植物的雨水、净化水，制作艾叶苦参皂	玻璃瓶、净水器
	12：00～13：00	食疗午餐		
	13：00～15：00	午休		
	15：00～17：00	流溪河桨板静修	自由练习、冥想、日光浴、团队拓展、桨板瑜伽	眼镜绳、防晒乳、桨板
		备案：组合盆栽	做属于自己的盆栽、压花书签	盆栽、泥土、签字笔、便笺、干花
	18：00～19：00	食疗晚餐		
	20：00～22：00	星空茶会	品茶，森林扫描、森林毛毛虫，制作艾条和香囊	眼罩、茶具一套、茶叶、艾绒、黄纸、空香囊、杆秤、蓝牙音箱
		备案：禅茶会	品茶，制作艾条、安眠香囊	眼罩、茶具一套、茶叶、艾绒、黄纸、空香囊、杆秤、蓝牙音箱
	22：30	睡前艾叶足疗	感受艾叶的温暖，促进足部血液循环，缓解疲劳，改善睡眠	沐足桶、新鲜艾叶

续表

时间		活动主题	活动简介	物品准备
6月21日	7：00~8：00	森林有氧运动	升阳功、撞背、太极球、八段锦	太极球、蓝牙音箱
	8：00~9：00	食疗早餐		
	9：00~9：30	森林漫步		
	9：30~12：00	森林温泉水疗+艾灸	温泉水疗后开展艾灸，以艾之阳祛身之寒	蓝牙小音箱1个、艾条、艾灸盒
	12：00~13：00	食疗午餐		
	13：00~15：00	午休		
	15：00~17：00	森林疗养活动	森林漫步，大地曼陀罗，森林阅读	素色麻布1块，阅读卡
		备案：制作纯露	制作松针纯露、植物混合纯露	新鲜松针、蒸馏机
	18：00~19：00	食疗晚餐		
	20：00~22：00	森林夜探	暗夜漫步、暗夜聆听、森林盲舞	眼罩、蓝牙音箱
		备案：禅茶会	品茶、闻香、陶艺	茶具一套、茶叶、艾绒、香器
	22：30	睡前艾叶足疗	感受艾叶的温暖，促进足部血液循环，缓解疲劳，改善睡眠	沐足桶、新鲜艾叶
6月22日	7：00~8：00	森林有氧运动	升阳功、撞背、太极球、八段锦	太极球
	8：00~9：00	食疗早餐		
	9：00~9：30	森林漫步		
	9：30~17：30	五指山森林疗养活动	森林漫步、森林呐喊、晒背、森林午餐、身体扫描、森林熊行、森林压花	瑜伽垫、野餐布、驱蚊药囊、压花板8套、剪刀、词卡、蓝牙音箱
	18：00~19：00	食疗晚餐		
	22：30	睡前艾叶足疗	感受艾叶的温暖，促进足部血液循环，缓解疲劳，改善睡眠	沐足桶、新鲜艾叶
6月23日	7：00~8：00	森林有氧运动	升阳功、撞背、太极球、八段锦	太极球
	8：00~9：00	食疗早餐		
	9：30~11：00	体检、访谈	完善中西医健康档案，通过中医望闻问切四诊的形式，展开访谈，做主观感受记录	超声波身高体重体脂分析仪、血压仪、肺功能检测仪、血氧分析仪、红外检测仪、睡眠监测仪、防水运动手环
	11：00~12：00	结营总结		

（一）舒眠客房布置

1）零压床品：让参与者入住零压房，房间的床上用品用的是零压薄垫、零压高低枕。具有舒适、促进深度睡眠、保护颈椎、抑菌除螨的作用（酒店已有）。

2）安眠香囊：用具有宁心安神作用的本草做成香囊，悬挂于床头，可以改善睡眠。

3）新鲜艾叶泡脚：艾叶具有温阳通络、引火下行的作用，睡前泡脚可以改善睡眠。

4）纯植物日用品：艾叶苦参皂（洗脸）、桃花皂（洗澡）、浓姜洗护套装（洗发）。

5）远红外光能治疗仪。

（二）森林疗养课程详解

1. 体检、访谈

针对管制员的阳虚体质会造成怕冷、肺功能减弱、末端循环不畅、睡眠质量差的特征，选择超声波身高体重体脂分析仪、血压仪、肺功能检测仪、血氧分析仪、红外检测仪、睡眠监测仪、防水运动手环作为本次活动的检测设备。并通过中医的望闻问切四诊，建立中西医健康档案。

2. 开营破冰

1）制作自然名牌：将自然名与记忆中的植物关联起来，并在松木香中开启嗅觉。

引导语：大家闻一闻这个木片，猜猜是什么树？对了，是松树，香不香？好的，现在请把木片放在手心，双手合十放在胸前，轻轻闭上双眼，在脑海中找一种植物出来，今天，这个植物的名字就是你的名字，慢慢地在脑海中清晰地看到它的身影，看到它正在风中摇曳，对你微微一笑，你也回应它一个甜甜的微笑。好，现在请你睁开眼睛，拿起手中的笔，在松木片上写上这棵植物的名字，并数数木片的年轮，记录下来，可以用彩笔将木片画成你想要的模样。

2）选择植物伴侣：提前准备好 10 个不同的盆栽，让参与者自己挑选喜欢的拿回房间，可以分享每天的心情、分享喜欢的音乐，或者诉说心事等，并发日记本，可自愿书写。

3. 食疗膳食

以温补祛寒、疏肝解郁、芳香开窍类的膳食为主，并给每人配上具有温润脾胃、祛寒去湿功效的"扶阳温通茶"作为每日的茶饮。菜谱：韭菜炒虾仁、五香羊肉、韭菜合子、艾叶鸡蛋汤、艾草青团、枸杞黑豆炖羊肉、生姜肉桂炖猪肚、生姜当归羊肉汤、山药乌鬃鹅、人参清香鸡等。

4. 森林扶阳温泉水疗

1）讲解扶阳温泉泡浴的设计理念。

2）泡浴前礼仪：沐浴——静心祈福。

3）水疗设备：利用水疗设备冲击经络、打开经络、刺激皮肤、充分打开五感，以便于更好地利用温泉水资源，更好地在温泉水中感受水、感受自然。

利用鹅颈浴冲击任督二脉、肩井穴、天宗穴，激活身体的免疫系统，缓解肩颈疼痛。

利用维琪浴冲击膀胱经，激发阳气，缓解疲劳。

利用气泡步道、气泡浮浴冲击按摩脚底，刺激涌泉穴，缓解脚底酸疼，颐养肾气。

4）泉中冥想：采用道家的和合手势，在三叠泉开展冥想，感受身体中的水分跟温泉水互换，感恩水带给我们身体的健康，倾听周围自然的声音，闻一闻周边植物的芬芳，感恩自己、感恩温泉水、感恩自然，缓缓放松，想象自己在一片安全的水域中自由自在地行走、漂浮。

5）中药池泡浴：重点推荐了艾叶池、红花池、香薰池、酒温泉。

6）冰火池：火池约30s，冰池10s，交替大约10min，最后从冰池起身，快速行走，直到全身暖和。

7）石板浴睡功练习：将双掌置于肾俞穴的位置，掌心向下，静静地躺在温暖的石板浴上听轻音乐，做缓慢的深呼吸。

8）红外线桑拿房干蒸10～15min。

5. 森林有氧运动

通过升阳功、撞背、太极球、八段锦这些有氧运动练习腹式呼吸，加强呼吸功能，最大限度地与森林做气体交换（图4-1）。

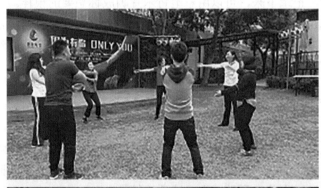

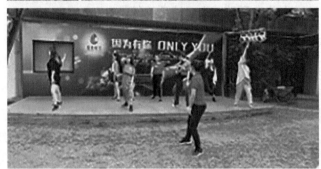

图4-1　森林有氧运动

6. 森林疗养活动

包括森林漫步、"我的树"、森林熊行、森林阅读、制作艾叶苦参皂、活动心得分享等。

（1）森林漫步

在漫步中，寻找植物的色彩，采集至少5种颜色的素材；听山泉水的溪流声，听鸟鸣的声音，想象自己像山风一样自由、随它远足，在鹅卵石步道中赤足行走，感受不同叶片的触感……

（2）"我的树"

每个人的生命中可能都有一棵不能忘怀的树，在轻柔的音乐中沉思、冥想，在记忆的海洋中搜索自己的生命树，并可以在白纸上画出来，分享与它之间的故事，并在森林中找一棵自己最喜欢的树，静静地与它待一会，观察它、抚触它、拥抱它，用心感受它的一切，并与小伙伴互相分享彼此的这棵树（图4-2）。

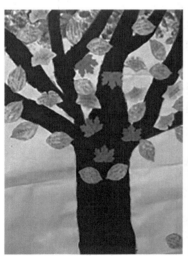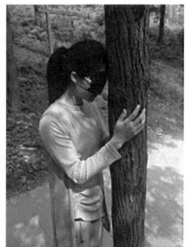

图4-2 "我的树"

（3）森林熊行

为了体验远古人的行走方式，锻炼颈椎，促进脑部的供血，同时，体会用爬行动物的视角看世界，在一段小坡度的路段中，开展熊行（图4-3）。

（4）森林阅读

提前准备好一些跟森林、植物、自然相关的诗歌、散文等（阅读时间大约为15min），然后分享自己对自然的感悟。

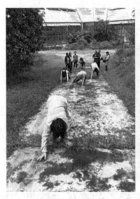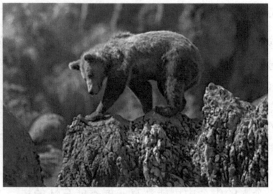

图 4-3　森林熊行

（5）制作艾叶苦参皂

用甜杏仁油、棕榈油、乳木果油制成手工皂，再二次研磨，混合艾叶、苦参、蛇床子、无患子、桑叶、薏苡仁、松针、黄檗、柠檬这些清热解毒的原材料熬汁，搓成丸子形状，制成原生态研磨药皂，可以改善湿疹、去闭口粉刺、去黑头、去前胸后背红肿痘痘、消炎止痒、控油清爽、预防热痱，闻起来还有淡淡的中药香，在房间配的洗脸、洗澡的用品就是这个。观察艾叶苦参皂的自然皂化过程，使森林疗养活动在生活中得以延续。在活动中，带领参与者采摘新鲜的艾草，近距离接触、辨识并称量苦参、蛇床子、无患子、桑叶、薏苡仁等素材，打粉、研磨，亲手做一块属于自己的艾叶苦参皂（图 4-4）。

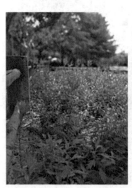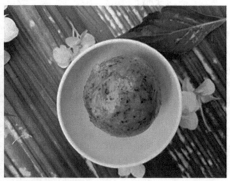

图 4-4　手工艾叶苦参皂

（6）活动心得分享

在分享中加深彼此的认识和了解，从多角度了解森林疗养。

7.【雨天备案】森林雨水情

雨中漫步，收集 3 种植物的雨水、净化水，制作艾叶苦参皂。

土生万物，水润万物。水是我们生命中不可或缺的元素，但由于环境的污染、远离自然环境，我们已经很久没有零距离跟雨水接触了。流溪河也是广州的母亲河、水源地，雨水还算是很干净的，可以放心地接触。活动时，在大雨中穿个拖鞋或者凉鞋，打一把伞，听雨落的滴嗒声，感受雨水划过手臂的触感，选择 3 种自己最喜欢的植物，收集一些雨水，并亲自过滤。

8. 流溪河桨板静修

流溪河上碧波荡漾，清风徐徐，虫鸣鸟叫，阳光明媚，静静地躺在桨板上沉思、冥想，顺流而下，感受周围的一切。也许你不会游泳，但山好、水好、玩性大，还是会壮着胆子跟教练学习技术（图 4-5）。

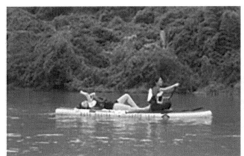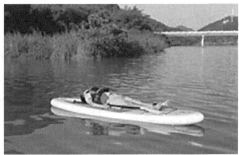

图 4-5 流溪河桨板静修

9.【雨天备案】组合盆栽、制作书签

选花瓶，搭配盆栽，组合盆栽，许愿，写卡片，制作属于自己的书签，分享心得（图 4-6）。

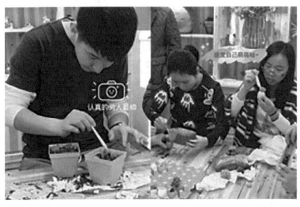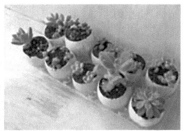

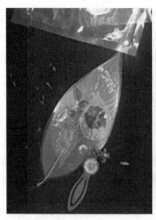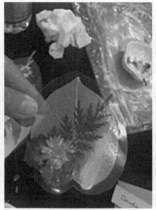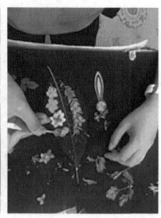

图 4-6　盆栽、书签

10. 星空茶会

星空下的草地多了一层神秘，微风拂过，把人心都吹柔软了。一起在星空下，给草坪摸个脉，感受与大地交换呼吸，感受小草的绵软；赤着脚，慢慢地在草地上步行，感官将格外敏感；一起躺着仰望星空，跟随引导语，来一次星空旅行，将自己置身于星空中，把心打开；再取些草叶子，在素净的白纸上创作一幅独一无二的作品，取一个心仪的名字，永久地记在脑海后来一个告别仪式，然后让小草回归大地，在这一刻，每个人都是心灵画师（图 4-7）。

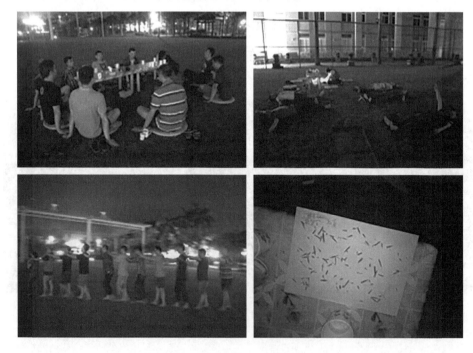

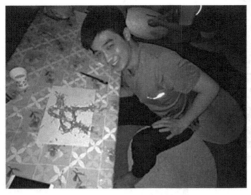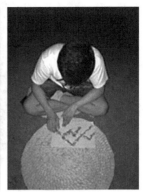

图 4-7 星空茶会

11.【雨天备案】禅茶会

品茶，闻香，制作艾条、安眠香囊，学做陶艺。

（1）品茶

茶疗是根植于中医药文化与茶文化基础之上的一种养生方式，真正意义上的茶疗是以中药原植物叶片，并结合中药与茶叶炮制方法，制作成茶叶形态，陈藏器在《本草拾遗》上有记载："诸药为各病之药，茶为万病之药。"唐代刘贞亮也曾经总结说，茶有十德：以茶散郁气，以茶驱睡气，以茶养生气，以茶除病气，以茶利礼仁，以茶表敬意，以茶尝滋味，以茶养身体，以茶可行道，以茶可养志。

（2）闻香

香疗是指通过燃烧沉香所产生的药气、热气作用于经络体表并循走于经络，起到疏通经络、活血化瘀、补助正气的作用，是一种以中医基础理论为指导的自然疗法（图 4-8）。

（3）制作艾条、安眠香囊

艾草为多年生草本或略成半灌木状，植株有浓烈香气。艾草性味苦、辛、温，入脾、肝、肾。《本草纲目》记载：艾以叶入药，性温、味苦、无毒、纯阳之性、通十二经，具回阳、理气血、逐湿寒、止血安胎等功效，亦常用于针灸。故其又被称为"医草"，台湾正流行的"药草浴"，大多就是选用艾草。关于艾叶的性能，《本草纲目》载：艾叶能灸百病。《本草从新》说：艾叶苦辛，生温，熟热，纯阳之性，能回垂绝之阳，通十二经，走三阴，理气血，逐寒湿，暖子宫……以之灸火，能透诸经而除百病。说明用艾叶作施灸材料，有通经活络、祛除阴寒、消肿散结、回阳救逆等作用（图 4-9）。

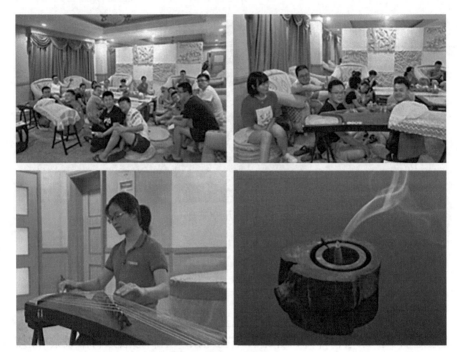

图 4-8 闻香

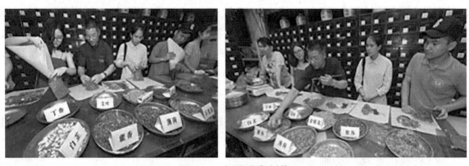

图 4-9 安眠香囊制作

（4）学做陶艺

静心闻香—品沉香养生茶—陶艺文化讲解—动手做陶艺—给作品命名—分享心得（图 4-10）。

12. 捏脊玉陶灸

艾灸疗法有温阳补气、祛寒止痛、补虚固脱、温经通络、消瘀散结、补中益气的作用，尤其对肩周炎、盆腔炎、颈椎病、糖尿病等有特效。选用玉陶灸，其阴阳外形似钟，内有空腔，周边有四个圆洞，集中了中医疗法和阴阳五行，并与推拿、按摩、隔药灸、草药酒、草药油、温灸融为一体。

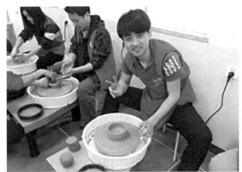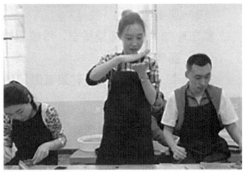

图 4-10 陶艺

捏脊具体捏的是人体背部的正中，即督脉，督脉的两侧均为足太阳膀胱经的循行路线。督脉和膀胱经是人体抵御外邪的第一道防线。捏脊通过刺激督脉和膀胱经，能调和阴阳，健脾理肺，从而达到提高免疫力、减少呼吸系统感染的作用。

13.【雨天备案】制作纯露

1）制作松针纯露：提前准备好新鲜的松针，一起熬制，收集纯露，装瓶等。

2）制作个性化本草纯露：在花园中收集自己喜欢的植物的新鲜叶子、落叶、落花，小锅熬制，制作只属于你自己的纯露（图 4-11）。

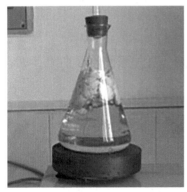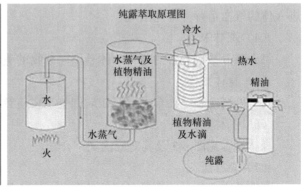

图 4-11 制作纯露

14. 森林夜探

暗夜漫步、观星、森林盲舞。

（1）暗夜漫步

2 人一组，其中一人带着蒙着眼罩的小伙伴在暗夜中缓慢行走，感受周围的虫鸣鸟叫，然后互换角色；观察夜晚的植物与白天植物的区别。

（2）观星

躺在瑜伽垫上，仰望星空，用望远镜观察星空，寻找北斗星，并做星空冥想。

（3）森林盲舞

2人一组，其中一人带着蒙着眼罩的小伙伴跟随音乐，在草地上赤着脚跳舞、旋转等。

15. 五指山森林疗养活动

活动流程：森林漫步—森林呐喊—晒背—森林午餐—身体扫描—森林熊行—森林压花—总结分享。

（1）森林漫步

在森林中漫步，用五感感知森林的一草一木，用手机采集森林最美的图片，并在分享环节中挑选3张自己最喜欢的照片，并分享照片的构图、心情感悟等。

（2）森林呐喊

在森林深处，找一棵树藏起自己，一一呐喊，并作出自己的人物地图，看看标注的方向与人名是不是正确的，通过这个小环节让大家打开心门、声门；然后将准备好的呐喊词条发给大家，给大家在体验呐喊的时候作为参考。

（3）晒背

根据中医学的理论，人体背部主要有膀胱经、督脉两条阳经，多晒背可以促进人体的气血运行，补充阳气。

（4）森林午餐

每人都分享自己带的美食，体验不同食物的美味，并加深彼此的了解。

（5）身体扫描

找一处树荫、一处草坪，躺在瑜伽垫上跟随音乐、引导语放松身心。

（6）森林熊行

森林熊行见图4-3及其对应的文字介绍。

（7）森林压花

在森林中采集一些自己最喜欢的花草，小心翼翼地在压花板上组图，亲自压制一些干花，并观察新鲜素材随着时间推进、经过干燥后的变化。

（8）总结分享

活动最后，大家一起进行总结，分享自己的收获和感受。

七、规则与要求

1）爱护大自然，不能破坏环境，不随便乱扔垃圾。

2）在森林漫步和身体扫描环节时请大家止语，关闭或静音手机。

3）集合时尽量不要迟到，以免影响体验效果。

4）压花环节遵循适量原则，不多采、不浪费。

5）对活动过程中有特殊需求的体验者，要给予融洽处理。

6）分享环节，解答体验者提出的各种问题。

八、森林疗养效果评估方法及结果分析

用肺功能检测仪、红外检测仪、超声波身高体重体脂分析仪、血氧分析仪、POMS、血压仪、防水运动手环等比较活动前后的差别，评估、分析活动结果。

参 考 文 献

[1] 李卿. 森林医学[M]. 北京: 科学出版社, 2013.

[2] 南海龙, 刘立军, 王小平, 等. 森林疗养漫谈[M]. 北京: 中国林业出版社, 2016.

[3] 黄坛. "撞背"养生提阳气[J]. 农家之友, 2011, (10): 55.

[4] 曹宪姣, 张伟. 从"旦慧、昼安、夕加、夜甚"角度论支气管哮喘昼夜发病节律[J]. 辽宁中医药大学学报, 2016, (9): 153-155.

[5] 金亚明. "天人相应"与133例冠心病发病时间节律分析[J]. 上海中医药杂志, 1998, (3): 12-13.

[6] 陈阳春, 李震生. 从天人相应学说探讨郑州地区脑卒中发病、死亡与时间节律关系[J]. 中医研究, 1994, 7(1): 18-21.

[7] 郭霞珍, 苏晶, 金光亮, 等. 《内经》"五脏应时"说的科学内涵初探[J]. 中国科学: 生命科学, 2016, 46(8): 1042-1046.

[8] 张和韡, 马淑然, 田甜. 关于五脏应时理论内涵的探讨[J]. 中华中医药杂志, 2016, (5): 1764-1766.

[9] 梁小利, 王红艳, 韩雨欣, 等. 子午流注择时穴位贴敷在老年功能性便秘(气阴两虚型)患者中的应用研究[J]. 中国疗养医学, 2019, 28(3): 19-20.

[10] 杨海侠. 中医择时服药治疗围绝经期失眠探讨[J]. 中国中医基础医学杂志, 2012, (1): 80-81.

[11] 郭延东, 吕云玲. 论中医择时用药[J]. 中华中医药杂志, 2010, (12): 122-124.

[12] 李雨欣, 施娜, 许筱颖. 浅议中医顺时养生与治未病[J]. 中医药学报, 2018, (4): 5-8.

[13] 刘长林. 中医以时为正, 顺时为道[C]. 广州: 全国中医学方法论研讨会, 2008.

[14] 廖冬燕, 罗毅, 覃振林. 顺时摄生: 中医"治未病"之源[C]. 南宁: 第三届泛中医论坛•思考中医2007: 中医"治未病"暨首届扶阳论坛, 2007.

[15] Manfredini R, Bossone E. A journey into the science of cardiovascular chronobiology[J]. Heart Failure Clinics, 2017, 13(4): xiii-xv.

[16] Pears S, Makris A, Hennessy A. The chronobiology of blood pressure in pregnancy[J]. Pregnancy Hypertension, 2018, 12: 104-109.

[17] Martin D, Mckenna H, Galley H. Rhythm and cues: role of chronobiology in perioperative medicine[J]. British Journal of Anaesthesia, 2018, 121(2): 344-349.

[18] Gitai D L G, de Andrade T G, dos Santos Y D R, et al. Chronobiology of limbic seizures: potential mechanisms and prospects of chronotherapy for mesial temporal lobe epilepsy[J]. Neuroscience and Biobehavioral Reviews, 2019, 98: 122-134.

第五章　放松减压，增加团队凝聚力

一、活动简介

　　森林疗养是利用特定森林环境和林产品，在森林中开展森林静息、森林漫步等活动，实现增进身心健康、预防和治疗疾病目标的替代疗法。

　　本期活动主要为某公司销售人员而设，我们知道，销售人员需要完成既定业绩，还想获得更多提成，因此他们的压力可想而知。同时，一个团队需要和谐，只有把每个成员的心凝聚在一起，才能创造更多价值。不同于户外拓展，森林疗养通过让员工直接把自己融入自然中，感受当下，获得放松，获得包容，获得自信。

二、活动安排

　　1）时间：2018 年 11 月 10 日 9：00～16：00。

　　2）地点：广州市中国科学院华南植物园。

　　中国科学院华南植物园是我国最重要的植物种质资源保育机构之一，植被丰富，同时具备浓厚的文化氛围，是国家 4A 级景区，与城市距离近，人们接触自然方便，缺点是飞机航线经过植物园上空较多，安静度不是很好。

　　3）对象：广东鼎层纸塑包装制品有限公司 17 位员工外加 2 位招募人员。

　　4）人数：总共 19 人，年龄结构由青年、中年人员组成，8 位男士，11 位女士，具体见图 5-1。

　　5）疗养师：五味子老师、银杏老师和翅果老师。

三、活动目标

　　本活动旨在以中国科学院华南植物园特有的森林和人文环境为基础，通过森林疗养活动，缓解职场人员的压力，找回自己，达到与自然和谐的状态，获得自信心，增加公司凝聚力。

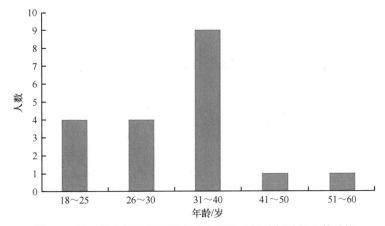

图 5-1　第三期中国科学院华南植物园森林疗养年龄与人数结构

四、理论依据

森林具有独特的物理环境，包括光、热、声、绿视野、小气候，释放独特的化学物质，包括芬多精（植物精气）、负离子等。医学研究证明，森林环境和森林浴可以起到生理放松与改善睡眠的作用，可以降低心理压力，提高活力[1]。同时对内分泌系统、免疫系统、血液系统、神经系统等的功能有积极的改善或提高作用[2]。

五、活动道具

瑜伽垫、音箱、松木片、水彩笔、塑料袋、野餐布、烧水工具、大桶矿泉水、茶具、插花瓶、眼罩、口哨、防蚊虫纯露。

六、活动设计

（一）简单介绍

一早，下了一点微微的细雨，雨中漫步也是一种浪漫。在疗养师的带领下，大家先走一小段森林，让森林滋养大家最初的五感。

到达第一个活动平台，疗养师简单介绍了什么是森林疗养，森林疗养的前世今生，以及它的作用，让大家对森林疗养有了最初的认识，然后疗养师分别介绍了自己（图5-2）。

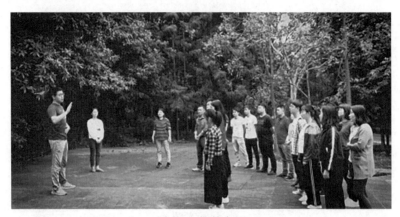

图 5-2　简单介绍

（二）自然名牌

首先给每个人发了松木片，让大家闻一闻松木片的香味，仔细数数年轮，感受树木生长的痕迹。然后把松木片放在手心，双手合十放在胸前，轻轻闭上双眼，让大家在脑海中找一种自然物出来。轻轻睁开眼睛，拿起手中的笔，在松木片上写上这种自然物的名字，或者也可以用彩笔将松木片画成自己想要的模样。大家和大自然一下子有了连接，非常认真地描绘自己的自然名（图 5-3）。

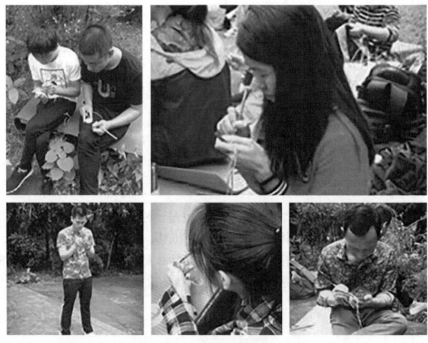

图 5-3　制作自然名牌

接下来大家各自介绍了自己的自然名以及它的意义，并通过"叠罗汉"的游戏方式，让每个人加深印象，记住了彼此在森林中的自然名字。大家通过自然名，拉近了彼此间的距离，脸上洋溢着开怀的笑容（图5-4）。

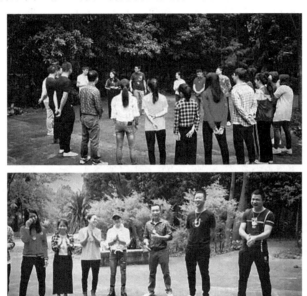

图5-4　自然名分享

（三）热身

在森林漫步开始之前，由疗养师带领大家做拉伸运动，活动筋骨，以免在活动中受伤（图5-5）。

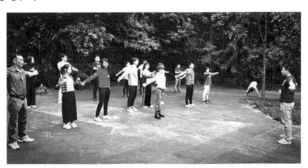

图5-5　热身

（四）森林漫步

首先翅果老师给大家介绍了森林漫步主要打开大家的五感体验，为什么要打开五感，以及打开五感对我们身心健康的帮助。在整个活动中，要求大家止语，关闭手机或静音，逐步融入森林，慢慢打开五感，出发。

我们的第一站是感受树木以及小草的生长，大自然中的植物，不管是高大的树木还是渺小的小草，都在静静地、顽强地生长，长成自己最美的样子。抚触地上的小草以及滋养万物的大地，感恩一切，其实我们和小草也是一体的，万物相连，小草和大地看到我们也会欢喜。

顺着小路，我们感受拾到果实的喜悦，体验脚踏落叶软绵绵的厚实感，踢动落叶嗦嗦的声音，用手感受落叶的硬度和有生命的绿叶的柔软，偶遇一朵小花，我们也能静静地和它待在一起很久，体会小花生命的感动（图5-6）。

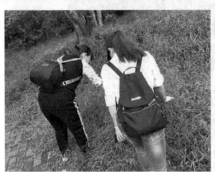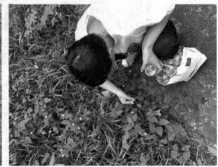

图5-6 感受自然声音、触感

忽然一阵桂花香飘来，大家被这清新的香味吸引，都忍不住上去闻闻它的芬芳，连我们的男生也深深沉醉其中。

在一段比较原始的森林泥土地上，大家分成两队，男生一队，女生一队，一起体验下蒙眼毛毛虫（图5-7），大家彼此之间相互信任团结，用心感受在关闭视觉之后身体的协调性，以及整个团队的凝聚力。

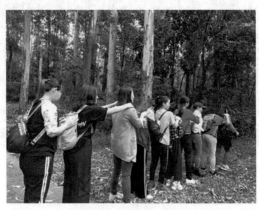

图5-7 蒙眼毛毛虫

在一段水泥路上，我们体验倒退行走，倒退看看树木向天空伸展的姿势，脚边有小草的，去和小草打个招呼，脸朝着天空体会偶尔的毛毛雨（图5-8）。

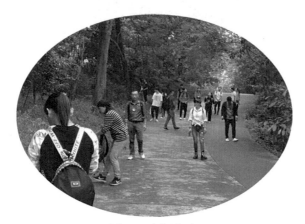

图 5-8　倒退行走

之后来到了原始土著居民的住所，天人合一的环境，能量感满满，大家光着脚丫在石子路上慢走，因为下过一点细雨，我们也给怕地湿的小伙伴准备了塑料袋。渐渐地大家走累了，我们就地坐在了石子上，两两依靠着，打打坐，静静心，抛却凡尘的一切杂念，我们和天地万物一起，只有此刻，只有当下（图5-9）。

在远古祖先祭拜天地的地方，大家手拉手围成一个大圈，与外围的图腾石柱相对应。大家调整呼吸，深深地为自己、为家人祈福，感谢一路陪伴的小伙伴，感谢我们走过的一片片小山林，感谢我们听到的自然的虫鸣与鸟叫，感恩一切（图5-10）。

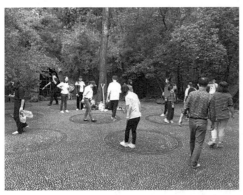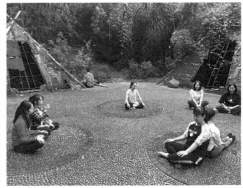

图 5-9　打坐静心

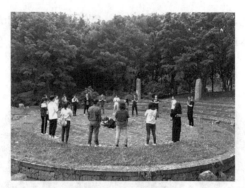

图 5-10　祈福感恩

一路上，我们用脸庞与宽大的树叶来个亲密接触，宽厚的树叶抚慰我们久经尘世的心灵，我们去观察各种小草，以及特别的植物，体会与大自然在一起的美妙和喜悦（图 5-11～图 5-14）。

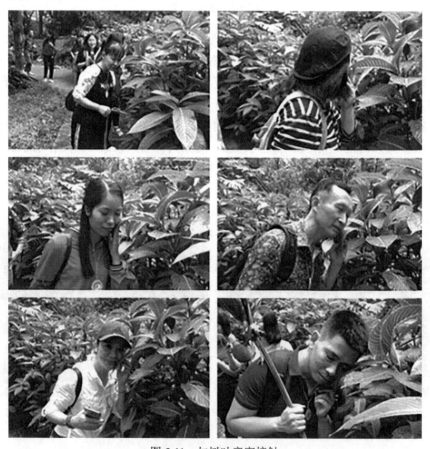

图 5-11　与树叶亲密接触

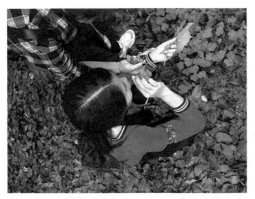

图 5-12　闻三叶草酸酸的味道

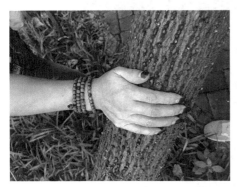

图 5-13　触摸树皮的粗糙和沧桑

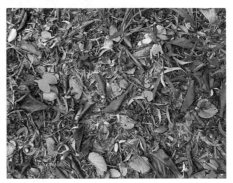

图 5-14　落花缤纷

　　穿过石板路，我们来到荷花池，有的小伙伴在疗养师的引导下，即兴作起了诗歌，有的小伙伴只是静静地看着睡莲，看着它生长的姿态，有种静待花开的美（图 5-15）。

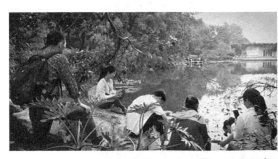
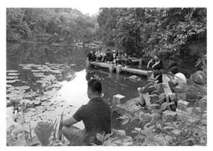

图 5-15　观察睡莲

　　一路走过，我们的小伙伴也一路收集自己喜欢的自然物。年轻的小伙伴花样百出，把大自然创造成了一个武林大会（图 5-16）。

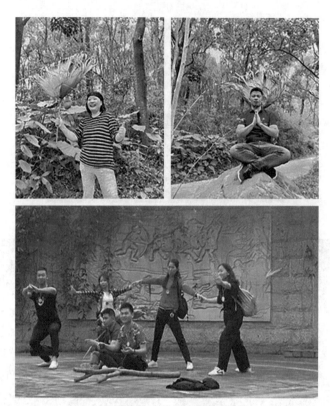

图 5-16　收集自然物

　　一步一个脚印，大家回头看看自己走过的路，依依不舍，感恩这片山林带给我们的美好时光（图 5-17）。

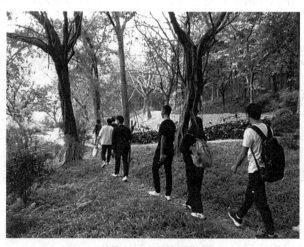

图 5-17　森林漫步

（五）含羞草体验区

告别山林，我们来到湖水区域的一片小草地，草地上满满的含羞草正在娇羞地微笑呢。小伙伴感觉又回到了童年，和含羞草一起互动，一起玩耍，欢欣雀跃（图5-18）。

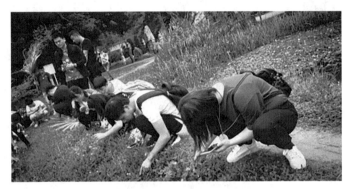

图5-18 与含羞草互动

（六）"我的树"

在向"我的树"场地行走的路途中，疗养师引导大家体验森林熊行，像熊一样用四肢走路。大家平时都是两脚走路，我们换换新的方式，体验动物的行走方式（图5-19）。

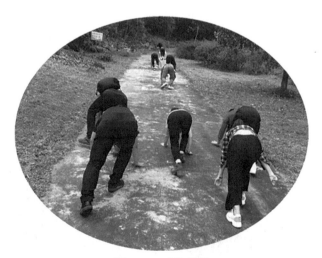

图5-19 森林熊行

接着到了"我的树"环节，我们先来个小热身，大家两两一组，拉着手，膝盖靠紧，身体分别往后仰。大家玩得特别开心，感受到身体的多种可能性（图5-20）。

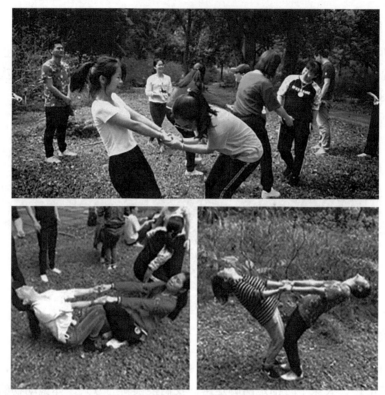

图 5-20　"我的树"热身

　　热身过后，大家都去找自己的树，和树交流，可以是今天的心情，参加活动的感受，或者是自己平常生活中遇到的烦恼、困惑，都可以和大树倾诉（图 5-21）。接着同伴之间一位蒙着眼睛，没蒙眼睛的把对方带到自己的树跟前，说说自己为什么选择这棵树。

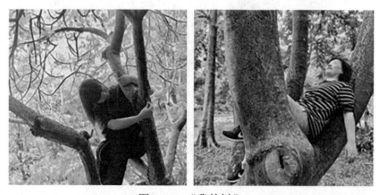

图 5-21　"我的树"

然后同伴们利用大自然的馈赠，心有灵犀地组合大地艺术吧（图5-22）！

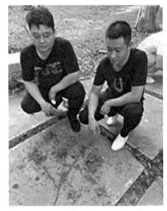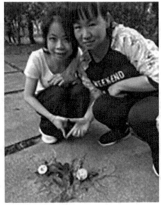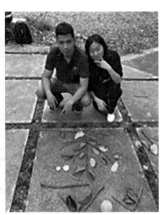

图 5-22　大地艺术

（七）森林午餐

　　22 个人的森林午餐：一个大家庭，在大榕树下，其乐融融。大家开心地品尝食物，喝上一杯清茶，感受这一刻的美好（图5-23）。一杯清茶，一处安宁！疗养师还给大家准备了关于心灵方面的小卡片，每个人随机抽取一张，关于生活，关于心灵，还有 90 后不一样的分享，只需聆听。

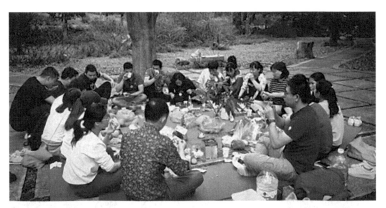

图 5-23　森林午餐

（八）身体扫描

　　森林午餐结束，进入身体扫描环节。疗养师给大家准备了由香茅和薰衣草精油配制的防蚊虫液，让大家可以放心地与大自然相互接触（图5-24）。大家躺在大自然中，音乐响起，在疗养师的指引下，大家安心地把身体交给大自然，放松身体每一个部位，放空自己，逐步与自然融为一体，感谢生活中的幸福，感谢自己……

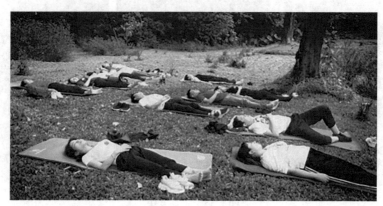

图5-24　身体扫描

（九）总结

　　大家完成身体扫描后慢慢地醒来，静静地在瑜伽垫上总结自己对这次活动的感受，大家非常认真地总结。我们把大家的总结摆成一个太阳的花形，把插花放在中间，大家围成一个圈各自说说感受（图5-25）。每个人都感受到了大自然的和谐与包容，每个人都放下了自己，对待公司、对待同事，大家更真了、更近了，像家一样，团队之间更团结了。

　　好了，我们的活动就要结束了，大家来一个合照，感谢彼此，感谢这片森林！

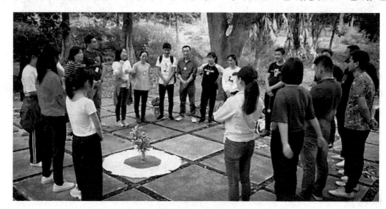

图5-25　总结

七、规则与要求

1）爱护大自然，不能破坏环境，不随便乱扔垃圾。

2）在森林漫步和身体扫描环节时请大家止语，关闭或静音手机。

3）集合时尽量不要迟到，以免影响体验效果。

4）对活动过程中有特殊需求的体验者，要给予融洽处理。

5）分享环节，解答体验者提出的各种问题。

八、森林疗养效果评估方法及结果分析

（一）评估工具

活动前后均进行了网络健康评估。

（二）评估结果

活动前压力评估是在活动前一天进行的网络评估，实际收到 17 份调查表。从总分来看，分数超过 80 分的有 2 位，分数在 50~80 分的有 8 位，处于 30~50 分的有 6 位，处于 30 分以下的有 1 位。总体来看，体验人群处于高压力状态的达 58.8%，压力较高的达 35.3%，压力相对较低的为 5.9%（图 5-26）。

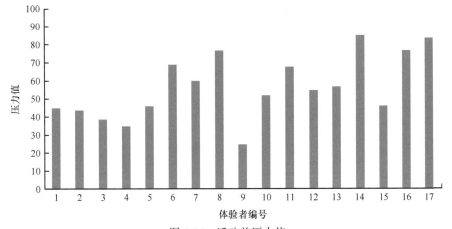

图 5-26　活动前压力值

而对于情绪分类比例，一般和较差的为 41%，良好的为 53%，非常好的为 6%，总体情绪还不错（图 5-27）。

活动后的调查表，实际收到 7 份。

将活动后收到的反馈表与活动前收到的压力表对比来看，活动后的情绪都达到了良好以上，人们的情绪都有改进（图 5-28）。

17 人填写活动前压力评估表，活动后收到 7 份反馈表，反馈率为 41.2%。

从活动后反馈表来看，本次森林疗养的活动全程安排、森林漫步、疗养师服

务满意度都达到了100%水平，"我的树"和身体扫描满意度为71.4%，需要继续加强努力。

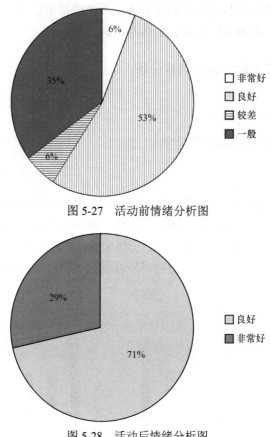

图 5-27　活动前情绪分析图

图 5-28　活动后情绪分析图

九、提示与建议

（一）提示

在森林疗养活动中，疗养师提供的活动仅供参考，在不同人群和不同季节可能不同，有所调整。

1）用心做，总能做好的。

2）每一项活动的细节需要好好把控，本次似乎有点脱节，如相互配合方面。

（二）建议

从反馈表收到的体验人员的建议如下。

1）建议组织更多与森林疗养相关专业人员的活动，并举办相关的小型学术讲座。

2）瑜伽时间可以加长点。

3）希望可以多增加一些活动。

参 考 文 献

[1] 李卿. 森林医学[M]. 北京: 科学出版社, 2013.

[2] 南海龙, 刘立军, 王小平, 等. 森林疗养漫谈[M]. 北京: 中国林业出版社, 2016.

第六章 "爱在森林"

一、活动简介

　　一直想能有进一步与导师交流和学习森林疗养的机会，恰巧逢上"丽职·山水杯"全国首届森林疗养课程设计大赛，一切都是最好的安排。一直想做一次没有门槛的森林疗养，结合森林人家，让更多朋友参与到森林疗养中并从中受益。正好发现"回到森林"（森林人家的名字），几间山屋，一方庭院，屋后有一条约 1.2km 的森林小环道将山屋、山坡上的两处茶园串联起来。一直想做一次办公室白领的私人订制活动，为体验者量身订制菜单，提供个性化服务，使其获得高品质的享受。恰好遇到年轻的大鹿先生和小木屋小姐，两人自由恋爱 1 年，同是在设计院工作，平时工作经常加班，压力很大，身体呈明显的亚健康状态。天时、地利、人和成就了这次为期 1 天的森林疗养体验"爱在森林—回到森林"。

二、活动安排

（一）时间

　　7 月 30 日 8：00～14：30。

（二）地点

　　长沙市岳麓山风景名胜区麓山景区。

　　麓山景区是长沙市岳麓山风景名胜区核心景区之一，位于湘江西岸，面积 5.28km²，森林面积集中连片。森林覆盖率达到 96.25%。森林人家"回到森林"位于麓山景区南部，主要经营简餐、茶席、民宿。

1. 优劣势分析

　　（1）优势

1）原生态环境保持较好，植被丰富，森林疗养五感体验条件具备。

2）场地相对独立，游人较少，环境安静。

3）森林小环道经过地段内地形地貌丰富，体验感强。

4）森林人家能提供较好的室内活动场地和餐饮配套服务。

（2）劣势

1）森林小环道为天然土路，部分路段坡度较大，不平坦。

2）森林小环道沿线无休息设施。

3）小环道边有一处坟墓，从文化上考虑，需要设计导语。

4）密闭度高的地段蚊子较多，影响体验感受，需要准备防蚊液。

5）天气热、温度高，因此适宜上午以室外活动为主，下午以室内活动为主。

2. 活动当天实测环境数据

活动当天的实测环境数据见表 6-1。

表 6-1　实测环境数据

内容	海拔/m	负离子/(个/cm³)	PM$_{2.5}$/μm	温度/℃	相对湿度/%	天气
数据	246	2900	24	32	75	晴

（三）对象

办公室白领（情侣）。

（四）人数

体验者 2 人，男女各 1 人。

三、活动目标

森林减压。

四、理论依据

森林环境中的物理因素、化学因素、心理因素对人体健康的有益影响：《森林医学》中阐明，森林浴可以减少交感神经活动，增加副交感神经活动[1]。通过降低应激激素水平，稳定自主神经活动，同时也可减少前脑叶活动，降低血压，产生放松作用[2]。

芳香植物香气对人体舒适感的有益影响：《芳香疗法在情绪减压方面的应用》中阐述，精油除了怡人的香气，它的真正魔力在于可以放松身心、舒缓压力、平衡身心，并使身体、心理、精神达到和谐状态，这对于处在竞争激烈社会中的人尤其是整日应对工作压力的白领是一种非常好的恢复体力的方式。本次活动中选用带有爱情花语的玫瑰精油和纯露，分别采用涂抹法和喷雾法使用[3-5]。

园艺疗法对人在精神、社会、身体方面的有益影响：《园艺疗法概论》中运用园艺植物、园艺操作活动以及园林绿地环境对人产生的直接的、间接的作用，从而纾解压力，调整情绪，改善身心。本次体验者为白领，平时长期使用电脑机械化操作，采用给植物换盆的方式，可以转换思维方式，加强手部的放松和运动，同时选择夏季易于成活，并有爱情花语的月季作为主题植物，增加氛围感[6]。

心理学与日常生活的许多领域——家庭、教育、健康、社会等发生关联。《改变心理学的 40 项研究》中提到，越来越多的疾病已被发现不能单纯从生理学角度去研究和治疗[7]。在身体扫描中的导语借鉴了催眠疗法，帮助体验者更快达到身体与心理的放松，不再被压力、焦虑、悲伤、挫折感等各种负面情绪所影响，提升森林疗养减压效果。

五、活动道具

活动安排及需要准备的物品见表 6-2。

表 6-2　活动安排及需要准备的物品

序号	活动	素材、道具、音像资料	数量	型号或备注
1	测量问卷	活动前调查问卷	2 份	订制改良版
		活动前后测量记录表	2 份	2018 年版
		情绪状态量表	4 份	简式 POMS
		活动后调查问卷	2 份	订制改良版
		笔	2 支	0.5mm 签字笔
2	体测	电子血压计	1 台	HEM-7200
		指夹式脉搏血氧仪	1 台	MD300C
		红外额式体温计	1 支	MC-872
3	自然名牌	松木名牌、米白色线	2 个	废弃松木块、棉纱
4	驱蚊	精油驱蚊水	50ml	尤加利+天竺葵+薰衣草+香茅+酒精（75%的乙醇溶液）共占总体积的 25%，以及纯净水 75%
5	你是我的眼	睡眠眼罩	2 个	黑色丝面
6	森林拾物	黑色网兜	2 个	旧物利用
7	茶歇	舒适休闲桌椅	1 套	户外
		露营水壶、酒精炉	1 套	户外
		快客茶具与配件	1 套	户外
		矿泉水	1 瓶	2.5L
		茶叶	1 包	铁观音 5g
		小食	1 份	红枣、开胃姜
8	养生功法	陈氏太极养生功	1 套	7 个动作

续表

序号	活动	素材、道具、音像资料	数量	型号或备注
9	园艺体验	月季花苗	2 株	粉红花
		花盆	2 个	控根型，2L
		情侣围裙	2 个	布艺
		花铲	2 个	花艺师提供
		种植土	1 包	8 斤①
		洒水枪	1 把	"回到森林"提供
10	午餐	精致双人餐	1 份	"回到森林"提供
11	森林手工 DIY	背胶小眼睛	数对	黑色，大中小号
		工具	2 套	手工胶、镊子等
12	身体扫描	小木屋	1 间	"回到森林"提供
		瑜伽垫	2 张	体验者自备
		玫瑰精油	2ml	大马士革玫瑰 5%+荷荷巴油 95%
		玫瑰纯露	50ml	大马士革玫瑰
		背景音乐 Relax Melodies	1 支	混音（永恒+鸟鸣）
		空调	1 台	26℃
13	其他	便携式医药箱	1 个	急救箱
		负离子、$PM_{2.5}$、温度、湿度综合测量仪器	1 台	北京沃斯彤科技有限公司
		餐巾纸	1 包	纸巾
		纸提袋	1 只	可装下两个花盆大小

六、活动设计

活动流程表及雨天备选活动流程表见表 6-3、表 6-4。

表 6-3 活动流程表

时间	地点	内容	工具	备注
8：00～8：30	回到森林	前测+体测 初始访谈 自然名牌	测量仪器、记录表 量表（POMS） 木制名牌+棉线+彩笔	初始访谈
8：30～9：30	森林	进山仪式 渐进式森林漫步 森林拾物 你是我的眼	 小网袋 眼罩	森林漫步 南酸枣 五感疗法
9：30～11：00	茶园	茶歇 太极养生功	茶具、点心、户外炉、水、茶叶等	五感疗法 运动疗法
11：00～12：00	山屋	园艺体验	月季苗、花盆、工具、围裙	园艺疗法

① 1 斤=500g

续表

时间	地点	内容	工具	备注
12：00～12：45	餐厅	精致午餐	主食+副食+水果等	
12：45～14：00	山屋	森林手工 DIY 身体扫描	手工工具 瑜伽垫、玫瑰精油、玫瑰纯露	作业疗法 森林静息、芳香疗法、心理学
14：00～14：30	山屋	后测+体测 终了访谈 茶歇	测量仪器、记录表 量表（POMS） 后测表	终了访谈

表 6-4　雨天备选活动流程表

时间	地点	内容	工具	备注
8：00～9：00	回到森林	前测+体测 初始访谈 自然名牌	测量仪器、记录表 量表（POMS） 木制名牌+纱线+彩笔	初始访谈
9：00～10：00	森林	进山仪式 渐进式森林漫步	雨衣	森林漫步
10：00～11：00	凉亭	茶歇 听雨 正念品尝	茶具 点心	正念
11：00～12：00	山屋	森林手工 DIY	卡片	作业疗法
12：00～12：30	餐厅	精致午餐	主食+副食+水果等	
12：30～13：00	凉亭	植物拼图	自然植物	园艺疗法
13：00～13：30	山屋	身体扫描	瑜伽垫、玫瑰精油、玫瑰纯露	森林静息、芳香疗法
13：30～14：30	山屋	后测 茶歇 终了访谈	测量仪器、记录表 量表（POMS） 后测表	终了访谈

注意事项如下。

1）请每位参与者配合森林疗养师的安排，确保体现活动主旨。

2）活动中注意防火，不乱丢垃圾，保护环境。

3）林间活动较多，参与者着装应安全、舒适，便于运动（建议着长裤、运动鞋）。同时自备水杯（壶）、防晒霜、雨具、帽子等个人用品。

4）课程中体验时长和内容仅供参考，森林疗养师将根据实施过程中的具体情况进行调整。

5）如遇雨天，部分活动改为室内进行。

活动流程重现如下。

活动名称：爱在森林。

对象：大鹿先生和小木屋小姐。

清晨回到森林，宁静而朴素（图 6-1），时间从此刻慢下来……

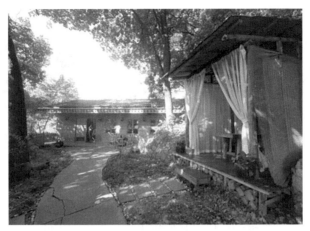

图 6-1　设施环境

（一）初始访谈

　　森林疗养师自我介绍之后，进行了体测和量表的测试，以及注意事项说明。

　　工具：测量问卷（前测问卷、简式 POMS）、体测仪器（电子血压计、指夹式脉搏血氧仪、红外额式体温计）。

　　两位体验者状态有点紧张，介绍完注意事项（图 6-2），做好出发前的准备工作，我们的活动就开始了哦！

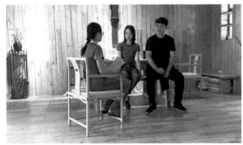
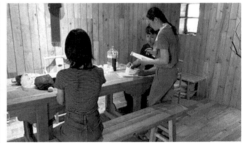

图 6-2　初始访谈

（二）活动实操

1. 活动一：自然名牌（与自然连接）

　　道具：松木名牌、棉线、彩笔。来到大自然，"我们"想成为自然的"我们"，大鹿先生和小木屋小姐，嗯，不错（图 6-3）！

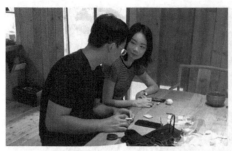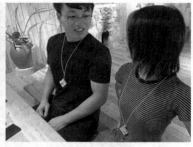

图 6-3 自然名牌

2. 活动二：进山仪式（进一步与自然连接）

出发前要进行热身运动，然后我们再来举行一个小小的进山仪式（图 6-4）。感谢阳光、大地、雨露、树木、鸟兽，让我们把对大自然的爱传递下去……

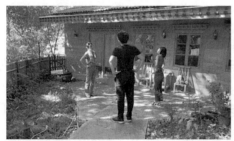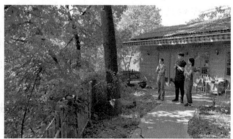

图 6-4 进山仪式

3. 活动三：渐进式森林漫步（逐步打开体验者的五感）

第一阶：自由漫步于森林中（图 6-5），清风徐徐，鸟声清晰，令人心旷神怡！

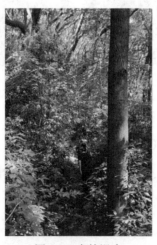

图 6-5 森林漫步

走得太快？停下来，听一听、看一看、闻一闻、摸一摸（图6-6）……

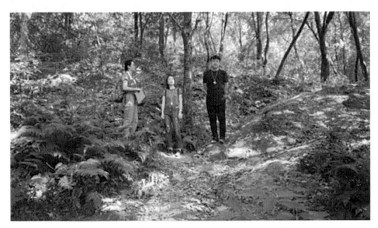

图6-6 观察周边环境

有什么可以尝尝的吗？

当然有！这就是南酸枣树吗？好酸（图6-7）……

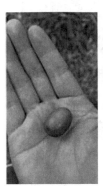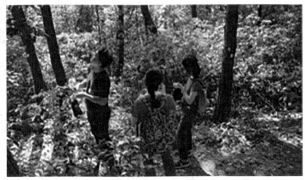

图6-7 尝酸枣

第二阶：止语缓行。

从现在开始止语（图6-8），不能说话了，就这样静静地去感受！看看会有什么新的发现？阳光下的每一片叶子都那么灿烂！

在线路踏勘时发现这两棵树，一棵松树、一棵枫树，不同的品种，根却紧紧地拥抱在一起，相亲相爱，希望体验者能从中获得更多的正能量。"在天愿作比翼鸟，在地愿为连理枝"。体验者很惊喜，要求合影一张（图6-9）……

第三阶：正念行走。

关注呼吸，安于当下。甚至可以听到心跳声，感觉清风在皮肤上滑过，还有踩在落叶上的沙沙声（图6-10）……

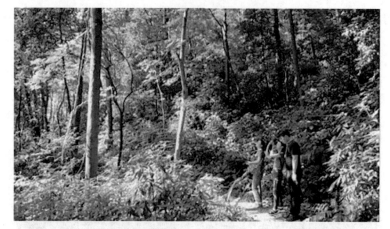

图 6-8　止语缓行

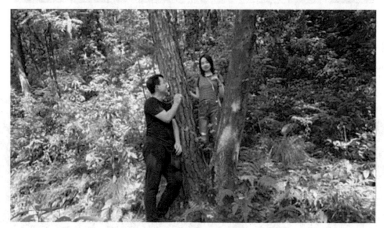

图 6-9　与树合影

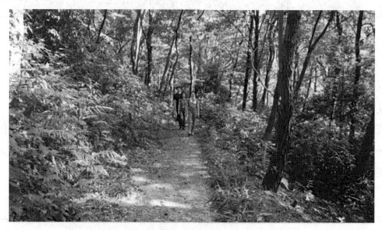

图 6-10　正念行走

4. 活动四：森林拾物（作业疗法）

让体验者在五感打开的基础上去感受森林，从宏观到微观。

道具：黑色网兜（旧物利用）（图6-11）。

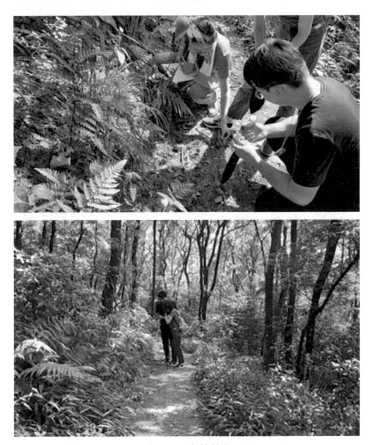

图6-11 森林拾物

5. 活动五：你是我的眼（五感疗法）

这段道路为上坡，坡度较大，路面崎岖不平，用蒙眼盲行作为体验者之间的互动，这段路亦如未来的路，一起面对，有助于建立两人之间的默契与信任，并能提升体验者的听觉、嗅觉、触觉体验（图6-12）。

道具：黑色丝面眼罩（舒适感强）。

小心脚下，这段路不太好走，我牵着你，慢一点……戴着眼罩，你能摸出这是什么树吗（图6-13）？

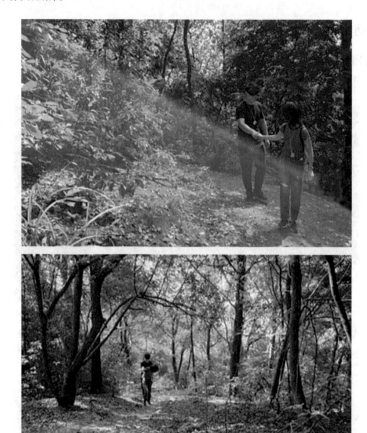

图 6-12　你是我的眼体验

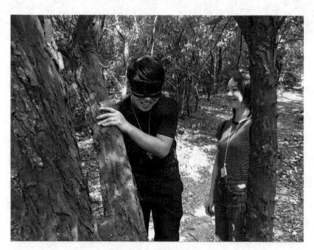

图 6-13　蒙眼摸树

6. 活动六：茶歇（五感疗法）

用最简单、最易接受的方式将茶园利用起来。由于体验者对这个活动的感受非常好，因此适当延长了体验的时间，因为有预估，所以不影响其他活动的开展。

道具：休闲桌椅、茶具、小食、水、茶叶。

坐在树荫下早已准备好的座椅上，煮一壶茶，静静地享受这美好的时光，有多久没有这么静静地坐下来了（图6-14）？

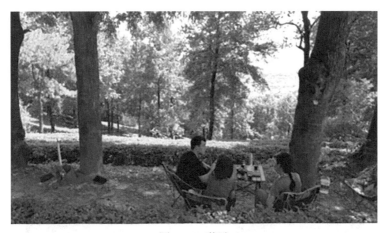

图6-14 茶歇

7. 活动七：太极养生功（运动疗法）

太极养生功简单的几个动作，对缓解和修复颈椎、肩周、腰椎劳损的作用却很大，特别适合办公室久坐人群（图6-15）。

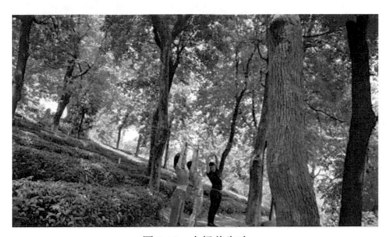

图6-15 太极养生功

8. 活动八：你是我的眼（五感疗法）

这是场地中另一段下坡路，坡度很大，交换体验者，感受一下蒙眼盲行和引领（图 6-16）。

道具：黑色丝面眼罩。

大鹿先生回忆这个体验时说："交换之后我发现领路也不是那么容易的，每一步都要小心翼翼！"

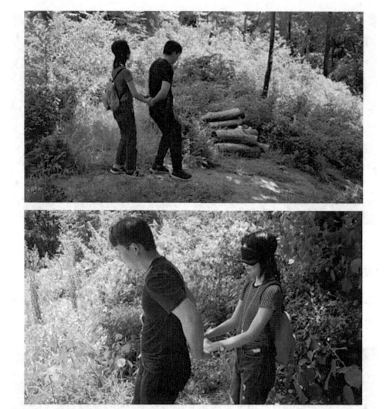

图 6-16　你是我的眼体验

9. 活动九：园艺体验（园艺疗法）

运用园艺植物、园艺操作活动来纾解压力，调整情绪，改善身心。

本次活动针对白领平时长期电脑操作，选用了给植物换盆的体验方式。活动结束后体验者可以将盆栽带回家，作为森林疗养的延续。

道具：月季花苗、花盆、种植土、花铲、情侣围裙（图 6-17）。

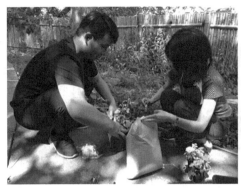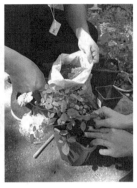

图 6-17　园艺体验

10. 活动十：精致午餐

丰盛的食物可以补充能量，小清新的用餐氛围，让用餐的过程更有体验感。

道具：主食+辅食+水果。一上午的活动过后确实有点饿了，犒劳一下自己！可以开餐了（图 6-18）。

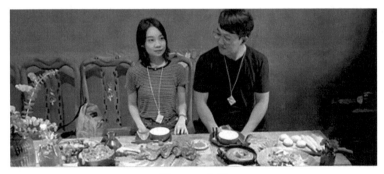

图 6-18　午餐

11. 活动十一：森林手工 DIY（作业疗法）

中午温度升高，活动安排在有空调的小木屋内。通过制作森林创意手工调整身心状态，取得价值感，增加自信。

午餐后不宜马上躺下，可进行适当的休息，为接下来的身体扫描做准备。

道具：森林物品、背胶小眼睛、工具。

让我来看看你做的什么？我们的作品——"小木屋"森林小精灵！太可爱了（图 6-19）！

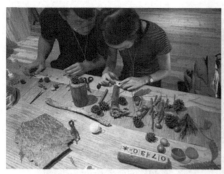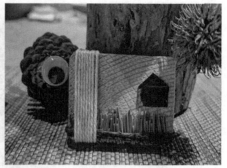

图 6-19　森林手工 DIY

12. 活动十二：身体扫描（森林静息、芳香疗法）

在引导语下感受身体的放松。因为本次课程目标为森林减压，森林疗养师借鉴催眠的方法，在导语设计中加入了相关的内容，让放松体验更为深刻有效。

道具：玫瑰精油（大马士革玫瑰 5%+荷荷巴油 95%，身体扫描前涂抹）、玫瑰纯露（唤醒时喷洒）、瑜伽垫、背景音乐 Relax Melodies（混音：永恒+鸟鸣）。

伴着音乐声和森林疗养师的声音，体验者在玫瑰的芬芳中深深地、沉沉地放松了，被爱的味道包围着，在这里是安全的，享受此时此刻身体健康与平和的感觉（图 6-20）。

小木屋小姐回忆该课程时说："整个过程，在玫瑰芳香中太舒服了，不知不觉睡着了。"

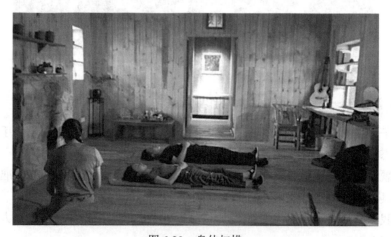

图 6-20　身体扫描

（三）终了访谈

活动结束后，进行了体测和量表的测试，两位体验者状态平和，主动想参与到测量工作中来，并认真填写了相关的问卷。森林疗养师与体验者就各项活动进行回顾和总结，并建议体验者以后在生活中可以坚持做太极养生功，争取每月来森林充电一次。

工具：测量问卷（后测问卷、简式 POMS）、体测仪器（电子血压计、指夹式脉搏血氧仪、红外额式体温计）（图 6-21）。

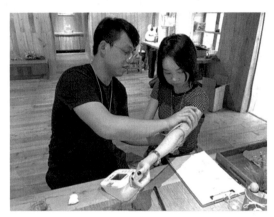

图 6-21　身体检测

七、规则与要求

（一）前期活动准备阶段

从填写测量问卷开始，森林疗养师与体验者就建立关系。良好的前期沟通，能让活动开展得更加顺利。

对体验者的问卷反馈需要认真评估，有疑问的地方必须进行核实。

方案中各个细节需要换位思考，如体验者最需要的是什么。

与体验者沟通确认活动目标和森林疗养方案。

对场地要进行踏勘、复勘，确保活动过程中的安全、安静、安心。本次方案设计增加了对森林人家的服务设施、服务能力的调查和评估。

（二）活动实施阶段

课程开始前应讲安全注意事项。

对于时间把握，课程内容把握，根据体验者的体验感受情况，森林疗养师应随机应变。

多节点安全提醒。

制定应急预案、备用方案。

（三）活动实施后阶段

做好回顾和总结。

给予体验者健康管理建议。

虚心接受体验者提出的意见和建议。

体验者的个人信息资料、照片、填表等属于个人隐私，应做到保密。需在征得体验者同意后方能使用。

八、森林疗养效果评估方法及结果分析

评估工具：本次活动采用问卷自评、仪器实测和量表（POMS）测量三种方式评估森林疗养效果。

评估结果：前后问卷自测对比表（表 6-5）。

表 6-5　自测对比表

	男士		女士	
	前测	后测	前测	后测
精力	3 ☆	5 ☆	2 ☆	4 ☆
情绪	3 👍	5 👍	3 👍	5 👍
心情	3 ☺	5 ☺	4 ☺	5 ☺
健康	3 💪	4 💪	3 💪	4 💪
压力	4 ●	3 ●	4 ●	1 ●

结论：森林疗养后体验者精力、情绪、心情和健康均有提升，压力降低。

活动前后测量的各项指标对比见表 6-6。

表 6-6　活动前后的各项指标测量值

体验者	血压/mmHg				血氧/%		心率/(次/min)	
	高压		低压					
	前测	后测	前测	后测	前测	后测	前测	后测
男士	101	118	75	74	99	99	103	94
女士	98	95	61	65	98	98	75	85

结论：男体验者自诉平时有窦性心动过速的情况，森林疗养后心率测量值恢复到正常范围。

简式 POMS 前后测量值对比见表 6-7。

表 6-7 简式 POMS 测量值

分量	男士		女士	
	前测	后测	前测	后测
紧张	10	2	9	2
愤怒	2	1	7	0
疲劳	15	1	15	0
抑郁	8	0	7	0
精力充沛	7	19	3	21
慌乱	6	3	9	4
与自尊有关的情绪	8	12	7	13
情绪状态的总估价	126	76	137	72

结论：森林疗养后 5 个消极的情绪得分明显减少，2 个积极情绪得分明显增加，且女性的变化幅度高于男性。

评估结果：有效。

九、提示与建议

（一）提示

1）没有门槛的森林疗养需要满足基本的森林疗养环境，在方案设计时森林疗养师需要对场地十分熟悉，规避不利因素，最大程度利用场地内的可利用资源。

2）白领人群的课程更应关注心理减压和亚健康改善，同时在活动的选择上需贴合体验者的层次和需求，才能带给体验者更好的感受，疗养效果才会更优。这对森林疗养师的能力也提出更高的要求。

（二）建议

1）课程设计时可以将多种技术融合使用，如在森林静息中融入芳香疗法、音乐疗法、心理学的操作，往往能给体验者带来更丰满的感受。

2）作为森林疗养师，一颗服务他人的心，永远是排在第一位的。服务，做好服务，做好更周到细致的服务，做好体验者需要的更周到细致的服务。

参 考 文 献

[1] 李卿. 森林医学[M]. 北京: 科学出版社, 2013.

[2] 上原岩. 疗愈之森[M]. 姚巧梅译. 台北: 张老师文化, 2005.

[3] 陈华, 佘芝佳, 吴晓銮, 等. 芳香植物香气对人体舒适感的影响研究[J]. 肇庆学院学报, 2016, 37(2): 64-67.

[4] 林慧光, 丁春. 芳香疗法的作用机理[C]. 北京: 中国民族医药学会全国芳香医药委员会学术会议, 2012.

[5] 张菊. 芳香疗法在情绪减压方面的应用[J]. 医学信息(上旬刊), 2010, (4): 968-970.

[6] 李树华. 园艺疗法概论[M]. 北京: 中国林业出版社, 2011.

[7] 罗杰·霍克. 改变心理学的 40 项研究[M]. 白学军, 等译. 北京: 人民邮电出版社, 2010.

第七章 森林里的"地板时光"

一、活动简介

　　五彩鹿自闭症研究院院长孙梦麟 2019 年发布的《中国自闭症教育康复行业发展状况报告（Ⅲ）》显示，中国已有超 1000 万自闭症患者，其中 12 岁以下的儿童有 200 多万。自闭症又称孤独症，有社会交往、语言沟通障碍，兴趣狭窄，刻板性、重复性行为等症状。目前，对孤独症谱系障碍（autism spectrum disorder，ASD）还没有一个标准的治疗方法。但是有很多方法可以帮助最小化症状和最大化能力。如果接受适当的治疗和干预，ASD 患者有最好的机会发挥他们的能力和技能。本课程拟以这类人群为主要疗愈对象，将"森林疗法"与"地板时光"疗法相结合，通过森林中的体验与人际互动，帮助自闭症人群加强沟通的能力。

二、活动安排

　　1）时间：10 月下旬，用时 2 天 1 夜。
　　2）地点：江西靖安县九岭山国家级自然保护区。
　　九岭山国家级自然保护区距离南昌不到 100km，地处九岭山脉的东段腹地，是一个相对独立的山体，区内高差 1000 多米的山峰有数十个，5km 以上的溪流有 12 条，野生动植物资源丰富。该地有山、有水、有田，生态基础较好，适宜开展疗养活动，但目前该地基础设施建设较为薄弱，建设层次较低，不适宜开展大规模团队的森林疗养活动。
　　3）对象：10 岁左右自闭症儿童，已接受过一年以上的相关治疗（由于体验者特殊，本次活动是由体验者家人及其治疗师与森林疗养师共同合作完成）。
　　4）人数：2 名。

三、活动目标

　　通过森林疗法与其他活动相结合的形式逐步引导自闭症人群实现注意力发展与亲密感、双向沟通、鼓励表达能力提升及使用感受和概念进行逻辑思考 4 个层层递进的目标，通过课程帮助其建立最基本的功能性情绪体验，培养其表达和调节能力，为其知觉、想象、思维及问题解决能力的发展奠定基础。

四、理论依据

医学研究证明，森林环境和森林浴可以起到生理放松与改善睡眠的作用，可以降低心理压力，提高活力。同时对内分泌系统、免疫系统、血液系统、神经系统等的功能有积极的改善或提高作用[1]。

由于无法与其他小朋友一起正常玩耍，长期缺乏运动，因此很多孤独症孩子体重严重超标[2]。开展森林疗养活动体验不但能够让孤独症孩子控制体重，同时也能提高他们的身体素质，减少其他疾病的发病率。研究数据表明，经常运动能够让大脑的兴奋与抑制过程进行合理交替，在保持神经系统兴奋度的同时，让头脑保持清醒，在运动中所有的注意力也都会集中在如何运动上，从而可以抛弃其他负面情绪和思想，而孤独症孩子最常见的症状就是注意力难以集中[3-6]，森林疗养活动对提高孩子的专注力、减少刻板行为发生有很大的帮助。

五、活动道具

安全剪刀、铲子、养蘑菇的菌棒制作包；移动小音箱、符合五行的体验音乐、舒缓轻音乐；移动吊床；叶拓帆布包、锤子、拼贴画底版纸、压花板、镊子、胶水、棉签；不透明小罐、吸管、若干食材；纯露精油；太极球；花苗种子；森林角色牌；沙盘等。

六、活动设计

活动设计流程见表 7-1。

表 7-1　活动设计流程

	时间	课程模块	课程内容	地点
第一天	9：30~10：00	森林基础疗法	森林漫步+腹式呼吸+声源辨识	入口处
	10：00~11：30	森林作业疗法	修枝、割草、制作花坛、整理土地、栽培蔬菜、搬运原木、制作养蘑菇的菌棒等健康午餐	吊桥边
	12：20~13：00	森林艺术疗法	五行音乐养生	实验区森林
	13：00~14：30	森林休憩疗法	森林浴+午睡	实验区森林
	14：40~15：30	森林艺术疗法	叶拓+自然拼贴画	工作站
	15：40~16：40	森林五感疗法	溯溪	浅溪河畔
	16：50~17：20	森林五感疗法	餐桌上的自然	工作站

续表

时间		课程模块	课程内容	地点
第一天			健康晚餐	
	19：00～20：00	森林基础疗法	森林漫步	实验区森林
	20：00～21：00	森林芳香疗法	芳香呵护	工作站
			夜宿	
第二天	8：00～8：40	森林基础疗法	森林晨练	浅溪河畔
	8：50～9：30	森林五感疗法	"我的树"	实验区森林
	9：30～10：30	森林艺术疗法	"我们的森林"角色扮演	实验区森林
	10：30～11：30	心理疗法	心理疏导	工作站
			告别午餐+午休	

（一）课程一：森林基础疗法（森林漫步+腹式呼吸+声源辨识）

1）实施时间：30min。

2）实施内容：在森林疗养师的引导下，沿着步道漫步，结合腹式呼吸与声源辨识体验，放松体验者心情，减少其紧张感。

3）健康管理目标：训练腹式呼吸，增加肺泡通气量，恢复肺部和胸廓的正常弹性阻力，减少呼吸肌做功和耗氧量，降低呼吸功能不全对身体的影响。声源辨识是以判定声音源来自何方为内容的活动，可以提高自闭症儿童从物体的声响特征来识别物体的能力。

4）理论依据：发展自闭症儿童感知觉能力的游戏是一种有规则、生动、新颖、有趣的活动形式。它可以使自闭症儿童在轻松的活动中发展感知觉，并从游戏这种活动形式中得到快乐，提高认知能力。

（二）课程二：森林作业疗法（修枝、割草、制作花坛、整理土地、栽培蔬菜、搬运原木、制作养蘑菇的菌棒等）

1）实施时间：90min。

2）实施内容：在森林中，疏伐、修枝、割草、收集枯枝落叶、用自然材料自制花坛、翻整土地、试种蔬菜、运输原木、制作养蘑菇的菌棒等。

3）健康管理目标：通过作业疗法提高及恢复生物的心理社会功能，加速康复，防止慢性障碍进一步恶化，帮助维持最大限度的身心健康，增强社会适应力。

4）理论依据：孤独症儿童除精神需要系统性干预之外，在一些大肢体的运动方面也很有学习参与的必要性。森林劳作一方面能促进孩子感觉统合（简称感统）系统的发展，另一方面，也利于孩子释放压力、保持身体健康。

（三）课程三：森林艺术疗法（五行音乐养生）

1）实施时间：40min。

2）实施内容：疗养师可以采取演奏乐器，包括重奏、合奏、有领有合等方法引导体验者参与活动。

3）健康管理目标：富有特色的五行音乐养生活动以游戏的方式进行，让体验者在令人感到快乐的音乐活动中，学会与他人相处并接受他人，体验到社会交往必须具备的秩序感，学会自我表达及接受他人的表达。

4）理论依据：音乐疗法作为辅助疗法与常规疗法联用时，有助于改善自闭症患者的精神状态。自闭症儿童在感觉能力方面呈现出视觉和听觉的不同步，视觉优于听觉。每个自闭症儿童对音质（音的高、低、强、弱、快、慢等）的区分度不一样，承受力也不一样。如果通过五行音乐游戏的形式让他们进行以训练为目的的活动，可以减少他们的恐惧感，同时也容易使他们贴近生活。

（四）课程四：森林休憩疗法（森林浴+午睡）

1）实施时间：90min。

2）实施内容：在森林里选择环境较好的地方放置吊床，开展森林浴。

3）健康管理目标：通过休憩消除体验者的身心疲劳，稳定情绪。

4）理论依据：森林浴能向儿童提供自然的新鲜空间，有利于改变其性格，让一些平素寡言、胆小的儿童在森林里逗留1周，能重塑他们的积极性和自信心。

此外，森林浴还可借助绿色的作用调节人的神经系统，使大脑皮质和视网膜组织借助光学作用来调节内脏器官，从而达到消炎利尿的目的。

（五）课程五：森林艺术疗法（叶拓+自然拼贴画）

1）实施时间：50min。

2）实施内容：在森林中捡拾叶拓与拼贴素材，取一块平整的垫板，拿一把塑料锤子，找一块棉布，将捡拾的素材摆出喜欢的造型，轻轻敲击，完成叶拓。另外，再将另一部分素材通过体验者喜欢的方式动手构思、撕剪、排列、粘贴、排版、装裱，制作成自然拼贴画。

3）健康管理目标：通过手工制作增加手指的灵活性，刺激感官及大脑，并强化逻辑思维与运动机能。

4）理论依据：自然艺术手工是以丰富的想象力和创造思维为基础的。依靠头脑中的表象去构思、设计并制造具体的物品，是一种极富创造性的行为。自闭症儿童尽管喜欢单一的、陈旧的结构游戏，但我们发现，通过鼓励和激励，他们还是能完成一些有难度的游戏的。要鼓励他们去完成带有创造性的结构游戏，可以从简单到复杂，拼装游戏可以从有图到无图，循序渐进地引导和展开。要加大鼓励力度，以增强他们的自信心。

（六）课程六：森林五感疗法（溯溪）

1）实施时间：60min。

2）实施内容：引导体验者溯溪步行，以手触摸溪流的"呼吸"，以脚感受潺潺流水的"脉动"，在溪中堆叠石头锻炼平衡，通过引导以身心五感去感受森林的自然魅力。

3）健康管理目标：以动静结合的手段引导体验者舒缓情绪，集中注意力，提升平衡感知能力。

4）理论依据：结构游戏多用手进行操作，自闭症患者在游戏中不停地做着各种动作（摆、放、插、拼、整理等），这时他们手部的小肌肉充分活动，使他们的手指、手腕、手臂的肌肉力量和灵活性得到锻炼，手的控制力得到加强，手、眼协调能力和配合得到充分发展。这种手眼协调、手脑并用练习，会有效地促进他们感知觉的发展。

（七）课程七：森林五感疗法（餐桌上的自然）

1）实施时间：30min。

2）实施内容：通过组织"闻一闻""尝一尝"的主题体验游戏，用不透明容器装好食材，并用吸管让体验者分辨、猜测所取材料，材料可以是森林里的食物（包括水果），也可以是液体物质或固体物质。

3）健康管理目标：通过体验提高自闭症儿童嗅觉与味觉的辨识能力。

4）理论依据：发展感知觉能力——发展自闭症儿童感知觉能力的游戏是一种有规则、生动、新颖、有趣的活动形式。它可以使自闭症儿童在轻松的活动中发展感知觉，并从游戏这种活动形式中得到快乐，提高认知能力。

（八）课程八：森林基础疗法（森林漫步）

1）实施时间：60min。

2）实施内容：引导体验者用完饭后去森林中漫步休闲。

3）健康管理目标：通过森林漫步，体验者可以享受森林景观的变化，提高身体的机能，与亲近的人漫步，可以助长谈兴。

4）理论依据：森林漫步这一全身运动，具有激活知觉、改善平衡和调整身心等多重功效，因此，作为最基本的身心康复训练手法，森林漫步是必选的森林疗养课程之一，特别适合年老体弱、身体肥胖和患有慢性病人群的康复锻炼。

（九）课程九：森林芳香疗法（芳香呵护）

1）实施时间：60min。

2）实施内容：利用植物的天然香气与精油，配合音乐和温柔的抚触，为体验者实施芳香呵护。

3）健康管理目标：帮助体验者放松身心，愉悦精神。

4）理论依据：芳香疗法作为自然疗法，有温和、高效、无副作用的优势（前提是学会安全用油），它是一套心灵陪伴技术，在陪伴的过程中，陪伴双方都会感到精神愉悦，身心舒畅。可以应用在各类人群集体舒压放松中。可以在对方疲劳的时候，为其舒压，也可以应用在陪伴聊天时，让对方在不知不觉中感觉到轻松自在，强化自我的健康心理模型，建立正确的行为认知路径，进而提高身心发展水平。

（十）课程十：森林基础疗法（森林晨练）

1）实施时间：40min。

2）实施内容：由疗养师引导体验者与体验者家庭一同练习太极健身球，帮助体验者唤醒心灵，协调身体。

3）健康管理目标：锻炼身心，平衡身体左右协调能力。

4）理论依据：太极球是有氧运动的极佳选择。它运动密度大，但不激烈，运动后无疲劳感，对呼吸系统乃至内脏器官均有益处。太极球是以双手对顶转球，左右手绝对协调平衡的运动，可使平常很少锻炼的左侧躯体也得以充分运动，利于开发体验者右脑。

（十一）课程十一：森林五感疗法（"我的树"）

1）实施时间：40min。

2）实施内容：引导体验者在森林中以五感的形式寻找属于自己的那棵树，去摸摸大树，去和大树说说悄悄话，说完以后可以将疗养师分发的植物种子种于大树附近的空地上，让大树守护种子成长。

3）健康管理目标：通过引导，使体验者抒发情绪，迁移注意力，提高自我控制能力。

4）理论依据：课程设计源自自闭症患者自我控制能力训练的迁移手段与言语手段。艾里斯的合理化情绪治疗理论认为，情绪不是由某一种诱发事件本身直接引起的，而是由经历这一事件的个体对这一事件的解释和评价引起的；不合理的信念会引起不良情绪反应，通过语言指导、语言疏导可以改变不合理的信念。当儿童出现情绪行为时，指导者应立即将其注意力转移到他们感兴趣的物件（如食物、玩具等）上，并在一定程度上满足（但不是立即满足）其要求。同时，还要随时间推移或发生次数的变化而延长发生情绪行为与满足其要求之间的时间，进而提高其自我控制能力。

（十二）课程十二：森林艺术疗法（"我们的森林"角色扮演）

1）实施时间：60min。

2）实施内容：由于疾病的原因，自闭症儿童往往面部表情比较单一，语调呆板，行为显得僵硬。因考虑上述因素，安排"我们的森林"表演游戏，游戏以森林场景为剧本，让体验者扮演小树、小花等语言少，动作幅度小，行动路线短，面部表情不需要很丰富的角色。

3）健康管理目标：通过表演提升体验者沟通与表达能力。

4）理论依据：儿童认知层面的象征性游戏（假装游戏）。

（十三）课程十三：心理疗法（心理疏导）

1）实施时间：60min。

2）实施内容：根据事前调查与接触了解，针对活动时发生的情况，与体验者的治疗师共同合作对体验者进行相应的心理疏导，提出合理建议，帮助其缓解自闭症状。

3）健康管理目标：缓解自闭症状，提升其交流与沟通能力。

4）理论依据：心理疏导技巧、孤独症谱系障碍儿童干预技巧。

七、规则与要求

1）由于体验者特殊，活动开展时应由其监护人共同参与带领。

2）活动开展时应注意照顾体验者感受，不过多讲究完成度。

3）注意环境保护问题，不破坏环境，不乱丢垃圾。

八、森林疗养效果评估方法及结果分析

1）评估工具：DIR 评估。

2）评估结果：根据 DIR 模式建立综合性森林疗养活动与干预方案，实施完成后再次对体验者进行 DIR 评估，根据前后对比评估活动疗效。

九、提示与建议

（一）提示

1）由于体验者特殊，在活动开展时，应视体验者的情况调整节奏。

2）自闭症儿童有特定的兴趣与偏好，活动开展时应注意尊重体验者的特质，保持耐心。

3）在活动开展过程中应尽量避免对体验者进行蒙眼，以免其缺乏安全感。

4）音乐养生活动开展过程中，要注意把握声音强度，随时注意观察自闭症孩子对来自不同方位声音的反应，防止发生因声音引起的情绪波动。

5）在开展食物疗法时一定要充分做好体验者包括体验者家庭的过敏史调查，避免出现特殊情况。

（二）建议

1）如果在活动开展过程中体验者的体验节奏不在状态，疗养师应先冷静下来仔细思考，看看儿童正在做什么，重新联结，然后想办法扩展。

2）活动开展过程中应多注意针对体验者动作、感觉与空间技能、平衡感、协调能力及左右统合等技能的操练，多考虑韵律活动、调节练习、视觉-空间练习。

参 考 文 献

[1] 南海龙, 刘立军, 王小平, 等. 森林疗养漫谈[M]. 北京: 中国林业出版社, 2016.

[2] 劳拉·施赖布曼. 追寻自闭症的真相[M]. 贺荟中, 等译. 上海: 上海人民出版社, 2013.

[3] 朱瑞, 周念丽. 如何在游戏中干预自闭谱系障碍儿童[M]. 北京: 北京大学出版社, 2014.

[4] 斯坦利·格林斯潘, 塞蕾娜·维尔德. 地板时光: 如何帮助孤独症及相关障碍儿童沟通与思考[M]. 马凌冬译. 北京: 华夏出版社, 2014.

[5] 徐锦丽, 赵新刚. 心理疏导实务与应用[M]. 上海: 学林出版社, 2015.

[6] 阿尔弗雷德·阿德勒. 儿童教育心理学[M]. 吕正译. 天津: 天津人民出版社, 2017.

第八章 绿色养生 健康人生——亚健康人群森林疗养活动

一、活动简介

根据世界卫生组织的调查,仅有 5%的人真正健康,75%的人处于亚健康状态。亚健康已成为人们健康的隐患,如果不加以重视,将导致严重后果。相关研究表明,森林富含负氧离子和芬多精,对提高人体免疫力、增进健康十分有益。本次活动中,森林疗养师带领体验者以"绿色养生 健康人生"为主题,通过开展森林疗养课程,引导体验者打开五感,舒缓压力,放松心情,体验森林"疗"效,并指导体验者把本次森林疗养学习到的健康管理的方式方法运用到日常生活中。

二、活动安排

1)时间:2019 年 1 月 30 日 9:00~12:00。

2)地点:广东省佛山市顺德区大凤山公园。

大凤山公园位于广东省佛山市顺德区德胜路 60 号,因其山体似凤而得名,面积 $0.23km^2$,主峰金钗顶海拔 51.5m。大凤山公园在明清时期就有"凤岭秋晴"之美誉,现在被誉为容桂十景之一——"大凤来仪",历史人文资源丰富。森林覆盖率为 80%,森林为亚热带常绿阔叶林,优势植物为亚热带常绿阔叶树榕树、樟树、羊蹄甲、印度橡皮树、鱼尾葵、蒲葵等,常见动物为各种鸟类、昆虫,金钗顶有 2 个天池。

优点:森林状况良好,生物多样性丰富,设施完善,交通方便。

缺点:游客较多,可能会对森林疗养活动的开展产生一些干扰。

3)对象:亚健康人群。

4)人数:6 人。

三、活动目标

本活动旨在带领亚健康人群,走进森林,体验森林"疗"效。并把本次森林疗养学习到的健康管理的方式方法运用到日常生活中。

四、理论依据

森林环境包括物理因子、化学因子和心理因子。物理因子包括气温、湿度、照度、辐射热、气流（风速）、声音（瀑布的声音、风在树上的"窃窃私语"）等。化学因子源于植物（树木）的挥发性有机化合物，如萜烯类物质，也被称为芬多精（植物精气），其中包括半萜、单萜、倍半萜、二萜和多萜类[1]。心理因子是人对森林环境主观反映的评价，如森林环境的冷热、亮暗、紧张放松、美丑、好坏、休闲刺激、安静嘈杂、平淡多彩。

研究表明，森林浴可通过减轻压力促进身体和心理健康，可减少交感神经活动，增加副交感神经的活动，通过降低应激激素水平，如唾液中的皮质醇及尿中的肾上腺素和去甲肾上腺素，稳定自主神经活动。森林浴也可减少前额叶脑活动、降低血压、产生放松的作用[2-7]。如果到森林观光，可提高人体自然杀伤细胞（natural killer cell，简称 NK 细胞）活性，促进抗癌蛋白包括穿透细胞膜的穿孔素、颗粒酶 A/B 和颗粒溶素的表达，并且 NK 细胞活性和抗癌蛋白的增加可在活动后保持 7 天以上，甚至 30 天之久[8-11]。

五、活动道具

血压仪、相框、眼罩、彩笔、木头名牌、新鲜桂花、八段锦音乐等。

六、活动设计

（一）前期准备活动

1. 勘察活动场地

活动前到公园举行了 3 次踏查，掌握公园内的动植物资源、历史人文景观和相关设施资源，为开展森林疗养活动做好准备。

2. 准备材料和道具

急救包、面谈表、线绳及标题五中提到的活动道具等。

3. 制定活动方案

活动前与体验者进行沟通，针对亚健康人群制定活动方案：初始面谈，破冰游戏，做自然名牌，练习八段锦，森林漫步，森林毛毛虫，森林草本茶，再练习一遍八段锦，拍照并制作相框画，终了面谈，总结分享。

（二）初始面谈，破冰游戏，做自然名牌，练习八段锦

首先初始面谈，了解体验者的身心状态，结果表明体验者中没有不适宜参加本次活动的人员（图 8-1）。接着做破冰游戏，请每位体验者做自我介绍（包括自然名介绍），增加了相互间的了解，活跃了气氛。森林疗养师引导体验者，在活动全程大家都以自然名相称，在森林漫步前，由森林疗养师带领大家做了一套八段锦，舒缓了情绪，活动了全身。然后对注意事项逐条进行说明，并严格遵守本公园的各项进山守则。

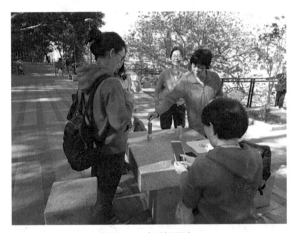

图 8-1　初始面谈

（三）森林漫步

森林漫步是有氧运动，具有缓解身心压力、调节自主神经的效果。沿着公园的生态健康步道漫步（步道突出的石头可以按摩脚底穴位），观赏沿路变幻的森林景观，摸一摸竹子光滑的树皮、白千层粗糙的树皮（图 8-2）。聆听森林鸟儿们时不时发出的悦耳动听的音乐，闻一闻森林里植物散发的芬多精的清香和微风送来的若隐若现的桂花香气，满目尽是茂密的亚热带常绿阔叶树和热闹盛开的红艳艳的羊蹄甲花，阳光透过层层绿叶洒在身上，享受着大自然带来的美好时光，进一步与森林环境连接，愉悦心情，释放平日里的不快乐。

分享与交流：从来没有像这样漫步，在森林疗养师的引导下，打开五感，感觉到大自然原来那么美好。

（四）森林毛毛虫

在凤鸣岐山步道，有几种铺装材质，利用这种路面和地形的变化，引导体验者做毛毛虫游戏（图 8-3）。走过碎石路、土路、水泥路，感受听到的声音、脚底

的触觉、与前后体验者的互动。

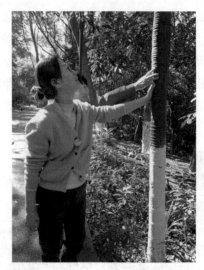

图 8-2　摸树皮

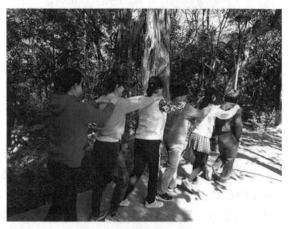

图 8-3　森林毛毛虫游戏

　　分享与交流：被蒙住眼睛才体会到盲人的不容易。因为注意力都放在了脚下，能更多地感觉到路面的变化。信任前面的体验者传出的信号，增加了体验者之间的信任。

（五）森林草本茶

　　做完前面的几个项目后，森林疗养师引导体验者小憩茶歇，泡上在森林里采集的新鲜桂花，品尝带来的饼干、巧克力，补充能量（图 8-4）。桂花茶可养颜美容，舒缓喉咙，改善多痰、咳嗽症状，还可辅助治疗十二指肠溃疡、荨麻疹、胃寒胃疼、口臭等。

分享与交流：森林草本茶绿色健康、天然无污染，是大自然给予人类的馈赠。

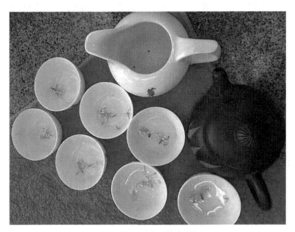

图 8-4　森林草本茶

（六）再练习一遍八段锦，拍照并制作相框画，终了面谈，总结分享

在山顶天池边，森林疗养师又带领大家练习了八段锦，以活动全身，缓解疲劳，同时巩固前面的练习，为回到家里平日练习八段锦，锻炼身体打下基础。临近活动结束，森林疗养师发给体验者相框，制作相框画与终了面谈穿插进行。经过前面的环节，体验者都熟悉了，也充分与森林连接了，体验者纷纷与美丽的大自然合影留念（图 8-5）。

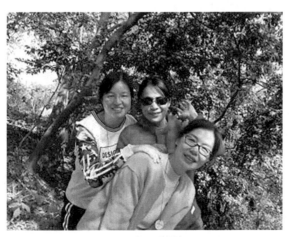

图 8-5　合影照片

分享与交流：这次活动和以前参加的户外活动不一样，以前来过这个公园，只是沿着生态步道健步走，这次在森林疗养师的引导下充分打开五感，心情非常好。大自然真美，听到的鸟声是有节奏的、欢快的，闻到的空气都是那么清新，心情也跟着顺畅了。希望这样的活动参加的人越多越好，让大家来体会森林给人们带来的美好感受。

七、规则与要求

（一）活动准备

在招募文本中写明：请体验者自备好饮用水、食物，穿着适合运动的衣裤、防滑鞋，自带墨镜、防晒霜、登山杖、常用药品。参加活动的体验者需无重大疾病。组织者有权劝退不适合参加此次活动的体验者。体验者需对个人安全负责。

（二）实施过程中的要求和注意事项

遵守进山守则：最大可能地降低音量、避免给他人带来噪声及视觉污染。在现有的步道内行走，尽量留下最轻的足迹，不要走捷径。带出所有携入的物品，让所到之处保持原貌。不要掩埋垃圾，因为其日后会露出来或被动物翻出，请将垃圾打包带走。带走照片、回忆，只留下轻轻的足迹！克制带回纪念品的冲动！尊重沿途遇见的动物，减少对自然的破坏。

八、森林疗养效果评估方法及结果分析

初始面谈对参加人员现在的身体状况（情绪、健康程度、头天睡眠、血压等）、生活习惯（运动、用餐、烟酒、睡眠、生活方式等）、心理压力等数据进行收集，活动结束后终了面谈对参加人员的血压、情绪、健康程度等数据进行收集（图8-6），并让他们回顾五感，分享感受。

结果与分析如下。

1）参加活动的人员均为中老年人，没有青年人参加（备注：按世界卫生组织规定，44岁以下为青年人；45～59岁为中年人；60岁以上为老年人），可能与这个年龄段的人比较关注健疗养生有关。

2）参加活动的人员五感回顾印象最深的感觉为视觉（3人选择），其次为嗅觉、听觉和触觉（均为1人选择），味觉没人选择。选择视觉的人最多可能与绿叶给人生机盎然的视觉冲击力最大有关；选择嗅觉、听觉和触觉与森林漫步、蒙眼毛毛虫活动有关；味觉没人选，可能与桂花茶在佛山市非常常见，没有特别的印象有关。

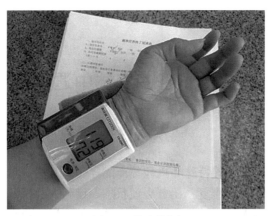

图 8-6 健康检测

3）除了 1 人的血压不变，其他人的血压在森林疗养活动前后都有明显变化。一个有 20 多年高血压史的体验者体验前血压为 141/98mmHg，体验后血压为 119/72mmHg。这可能与参加森林疗养活动后心情舒畅、身心放松有关。

4）在终了面谈，所有体验者均表示达到了预期效果。

参 考 文 献

[1] Lee J, Park B J, Tsuncisugu Y, et al. Effect of forest bathing on physiological and psychological responses in young Japanese male subjects[J]. Public Health, 2011, 125: 93-100.

[2] Li Q. Effect of forest bathing trips on human immune function[J]. Environ Health Prev Med, 2010, 15: 9-17.

[3] Li Q, Kobayashi M, Inagaki H, et al. A day trip to a forest park increases human natural killer activity and the expression of anti-cancer proteins in male subjects[J]. J Biol Regul Homeost Agents, 2010, 24: 157-165.

[4] Li Q, Kobayashi M, Kawada T. Relationships between percentage of forest coverage and standardized mortality ratios (SMR) of cancers in all prefectures in Japan[J]. The Open Public Health Journal, 2008, 1: 1-7.

[5] Li Q, Kobayashi M, Wakayama Y, et al. Effect of phytoncide from trees on human natural killer cell function[J]. Int J Immunopathol Pharmacol, 2009, 22: 951-959.

[6] Li Q, Morimoro K, Kobayshi M, et al. A forest bathing trip increases human natural killer activity and expression of anti-cancer proteins in female subjects[J]. J Biol Regul Homeost Agents, 2008, 22: 45-55.

[7] Li Q, Morinoto K, Kobayashi M, et al. What is the best dose of nature and green exercise for improving mental health? A multi-study analysis[J]. Environ Sci Technol, 2010, 44: 3947-3955.

[8] Mitchell R, Popham F. Effect of exposure to natural environment on health inequalities: an observational population study[J]. Lancet, 2008, 372(9650): 1655-1660.

[9] Matsui N, Kagawa T, Miyazaki Y, et al. Visiting a forest, but not a city, increases human natural killer activity and expression of anti-cancer proteins[J]. Int J Immunopathol Pharmacol, 2008, 21: 117-127.

[10] Park B J, Tsunetsgu Y, Kastani T, et al. The physiological effects of Shinrin-yoku (taking in the forest atmosphere or forest bathing): evidence from field experiments in 24 forests across Japan[J]. Environ Health Prev Med, 2010, 151: 18-26.

[11] Tsunetsugu Y, Park B J, Miyazaki Y. Trends in research related to "Shinrin-yoku" (taking in the forest atmosphere or forest bathing) in Japan[J]. Environ Health Prev Med, 2010, 15: 27-37.

第九章　茶，森林中遇见你

一、活动简介

　　森林疗养是利用森林的特殊环境和林产品，在森林中开展森林调息、森林散步等活动，具有促进身体康复、调节心理状态、增强人体抵抗力等多种功能。茶不仅是我国也是世界人民爱好的传统饮料，其消暑解渴、提神去腻、清热利尿、杀菌解毒等保健功能也广为人知。而为广大女性熟知的瑜伽运动，可以调节生理、消除紧张、平静内心、修身养性，甚至减肥，具有治疗失眠、焦虑和关节炎等功能。在森林的环境中开展漫步、喝茶、瑜伽等活动，有助于一些疾病的预防及缓解。神经衰弱是指大脑长时间情绪紧张或精神压力过大而导致精神活动能力减弱或躯体出现各种不适症状，该疾病更加偏爱于女性脑力劳动者。活动拟以原始森林为载体，通过在林中徒步、漫步、品茶、瑜伽等方式，打开视觉、嗅觉、听觉、触觉及味觉五感系统，用心感触自然，提高专注力，静心养性，使身心得到彻底放松，思考感恩森林、回馈自然的方式，以缓解中青年女性脑力劳动者的神经衰弱症状。

二、活动安排

　　1）时间：8：00～11：35。

　　2）地点：箬寮原始森林。

　　优势：华东地区的一座天然生物宝库，自然资源富饶，有各类原始树木千余种、野生名贵中药几百种、野生动物百余种、数不尽的奇岩异石、错落交织的溪流瀑布，层峦叠嶂，风光旖旎。景区气候凉爽，具有独特的高山小气候环境，交通便捷，服务设施完善，是避暑休闲、观光旅游的好选择。

　　劣势：野生动物较多，存在攻击性动物，蚊虫相对较多，个别未开发地段坡陡路滑，建筑物相对较少，森林工作人员数量不足，设计路线之外的个别地方存在一定安全隐患，安全措施有待进一步加强，因此，参与体验者务必遵从森林疗养师引导。野外用电不方便，个别地方需带额外电源。

　　3）对象：患有神经衰弱的中青年女性。

　　4）人数：8～10人。

三、活动目标

通过在林中徒步、漫步、品茶、瑜伽等运动与静息相结合的方式，打开五感系统，用心感触自然，提高专注力，静心养性，使身心得到彻底放松，思考感恩森林、回馈自然的方式，以此缓解女性中青年脑力劳动者的神经衰弱症状。

四、理论依据

森林与人体健康：森林环境具备了很多对人体健康有利的因素，温度低、昼夜温差小、云雾多、湿度大的森林气候适宜人类居住，这些环境因子主要通过人的五感系统对人体产生协调作用以发挥保健功能。森林不仅是人类天然的氧吧，还可净化空气，通过吸收、反射和散射等方式扮演着"天然消音器"的角色，森林的绿色效应也对人体健康产生积极作用[1]。另外，森林植物通过次级代谢途径合成的一些对人体有益的挥发性有机化合物又被称为芬多精[2]，其具有抗菌、调节血压、缓解精神障碍、降血糖、缓解疼痛、抗痉挛等作用，是目前森林疗养的核心要素之一。国内外研究表明，森林环境可有效减少太阳辐射对人体的伤害，降低人体皮肤温度及脉搏次数，消除眼睛和心理疲劳，使长期生活在紧张环境中的人们呼吸变慢而均匀，血流减慢，心脏负担减轻，从而产生满足感、安逸感、活力感和舒适感[3]，使人们在身体和心理上得到充分的调整与休息，森林疗养还可减少忧郁症状，提高飞行人员的睡眠质量等[4]。

茶与人体健康：茶不仅是我国也是世界人民爱好的传统饮料，其消暑解渴、提神去腻、清热利尿、杀菌解毒等保健功能已广为人知。近30年的研究表明，茶及其中所含的茶多酚、茶色素、茶多糖等生物活性成分。茶多酚可预防食管癌、胃癌、肠癌、肺癌等多种癌症[5-7]，对氧自由基的清除能力强于维生素E和维生素C，可通过调节血脂代谢、抑制动脉平滑肌细胞增生、影响血液流变学特性等多种机制从多个环节预防心血管疾病[8]，也可缓解机体产生的过激变态反应症状，对机体整体的免疫功能有促进作用[9]。以绿茶茶多酚为主要成分的治疗尖锐湿疣的软膏剂 Veregen 成为第一个获美国食品药品监督管理局批准的植物处方药。红茶提取物能降低血浆中的脂质水平，茶色素具有预防心脑血管疾病的功能。流行病学研究显示，饮茶具有降低糖尿病、代谢性疾病和心血管疾病风险的功效[10]，长期饮茶可预防老年人的认知功能退化[11]，减少帕金森病等脑部疾病的发生[12]。另外，茶还具有抗过敏、提高机体免疫力、预防骨质疏松、预防和缓解关节炎、抗辐射等作用[13, 14]。良好的饮茶环境对饮茶者生理及心理的影响不可忽略，森林环境有利于饮茶者的情绪调控。

　　瑜伽与人体健康：起源于古印度的瑜伽是一项安全性高的运动健身项目，运动方式舒缓，成效显著[15]。长期进行瑜伽运动对心脑血管疾病、糖尿病、高血压等疾病有一定的预防和治疗效果，有利于矫正"低头族"的驼背，预防相关脊椎疾病。通过对体内腺体的按摩、刺激，使机体内分泌维持正常状态，神经系统得到舒缓，从而可以调节生理、消除紧张、平静内心、修身养性，甚至减肥，具有治疗失眠、焦虑和关节炎等作用。另外，瑜伽运动对提升气质及提高审美能力也有积极影响。

五、活动道具

　　多种茶（西湖龙井、碧螺春、惠明茶等绿茶，金骏眉、正山小种等红茶，玫瑰花、食凉茶、端午茶等花草茶）各 50g、茶点各 100g、茶具（玻璃杯及盖碗套装茶具）5 套、户外热水壶 5 把、矿泉水若干、蓝牙音箱 1 个、棉麻服饰 10 套、茶席 5 套、瑜伽垫 10 个、急救药箱 1 个（内含创可贴、碘酒、驱蚊液、手电筒）等。

六、活动设计

　　活动设计和流程图见表 9-1、图 9-1。

表 9-1　活动设计

时间	用时/min	地点	课程	活动内容	引导人员
8：00～8：05	5	A	一：林中漫步	集合，相关体验指标检测，了解活动内容，学习安全注意事项	森林疗养师
8：05～8：25	20	A—B		徒步，感受森林气息	
8：25～8：55	30	B		疏林漫步，打开五感，享受大自然	
8：55～9：05	10	B—C（或D）		继续徒步，听森林小故事	
9：05～9：10	5	C（或D）	二：那些茶事	略作休息	
9：10～9：25	15			探讨"茶与生活"话题	
9：25～9：45	20			静心，专注学习泡茶技艺	
9：45～10：25	40			打开五感系统，自主泡茶、品茶、品茶点，感受茶魅力，交流体验	
10：25～11：05	40		三：林中瑜伽	打开五感系统，瑜伽准备，瑜伽呼吸，暖身运动，练习姿势	森林疗养师+瑜伽教练
11：05～11：15	10			静心，在教练指导下进入休息术	
11：15～11：25	10			思考人与环境的关系，感恩森林，思考"我为森林做什么"	森林疗养师
11：25～11：35	10	C（或D）—A		徒步回至起点，填写森林疗养体验者满意度评分表，并进行相关体验指标检测	

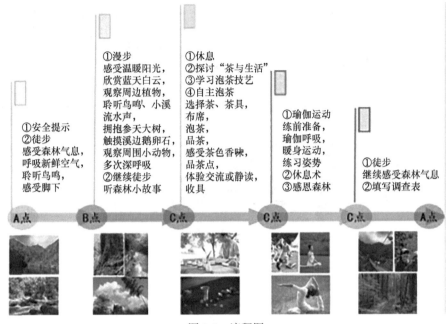

①安全提示
②徒步
感受森林气息，
呼吸新鲜空气，
聆听鸟鸣，
感受脚下

①漫步
感受温暖阳光，
欣赏蓝天白云，
观察周边植物，
聆听鸟鸣、小溪
流水声，
拥抱参天大树，
触摸溪边鹅卵石，
观察周围小动物，
多次深呼吸
②继续徒步
听森林小故事

①休息
②探讨"茶与生活"
③学习泡茶技艺
④自主泡茶
选择茶、茶具，
布席，
泡茶，
品茶，
感受茶色香味，
品茶点，
体验交流或静读，
收具

①瑜伽运动
练前准备，
瑜伽呼吸，
暖身运动，
练习姿势
②休息术
③感恩森林

①徒步
继续感受森林气息
②填写调查表

A点　B点　C点　C点　C点　A点

图 9-1　流程图

（一）课程一：林中漫步

在林中起点 A 处集合，听森林疗养师介绍活动安排及安全提示，5min 后在疗养师引导下徒步，观察周边环境，呼吸新鲜空气，聆听鸟鸣及风吹过树梢声，体会脚下，感受森林气息；20min 后至 B 点，在疗养师的引导下努力打开五感系统，在周边疏林内漫步，感受温暖的阳光，欣赏蓝天白云，仔细观察树木叶片、果实及低矮植物、苔藓的形态与色彩，倾听鸟鸣、小溪流水声，拥抱参天大树，用手、脚触摸溪边鹅卵石，观察周边小动物，调整心态并进行多次深呼气，悠然度过 30min 后集合于 B 点，边徒步边倾听疗养师的森林小故事，10min 后到达 C 点（图 9-2）。

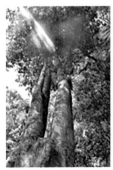
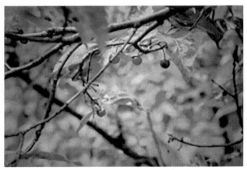
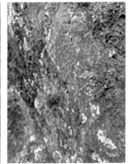

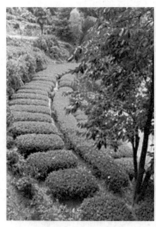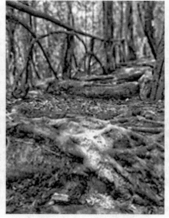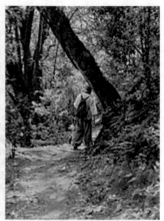

图 9-2　森林漫步

（二）课程二：那些茶事

到达地点 C 后，休息调整 5min，2～3 人自由组合或单人成一组，探讨"茶与生活"小主题 15min，然后观看茶艺师泡茶，20min 后自由选择茶及茶具，布席泡茶，品尝少量茶点并进行交流，后续时间约 40min。

1. 探讨"茶与生活"

通过分组讨论茶与生活之间的关系，以及疗养师对茶历史、分类、审评及健康等茶基本知识的补充，了解中国茶产业基本概况，可简单识别几种茶且了解其功效。时间约 15min。

2. 学习泡茶技艺

通过专注观看疗养师（高级茶艺师）用玻璃杯泡绿茶、用盖碗泡花草茶，静心沉淀，学习玻璃杯和盖碗的基本冲泡方法（图 9-3）。简单学习玻璃杯泡茶的上投法、中投法和下投法。重点学习盖碗泡饮法，操作流程包括备器、布席、择水、取火、候汤、赏茶、温杯洁具、投茶、温润、冲泡、净蕴、品茶。时间共约 20min。

3. 自主泡茶、品茶及品茶点

每组根据自身条件，选择所需茶（西湖龙井、惠明茶等绿茶，正山小种、金骏眉等红茶，玫瑰花、食凉茶、端午茶等花草茶）2～3 种，每种茶类 3～5g，搭配相应茶具（玻璃杯或盖碗），按照茶艺师示范操作流程或自饮方式泡茶（图 9-4）。努力打开五感系统，专注于泡茶、品茶，通过对茶外形的欣赏，对色、香、味的体会，感受茶的魅力，体验大自然的乐趣。

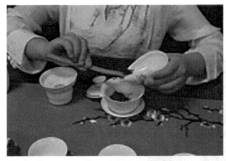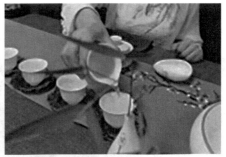

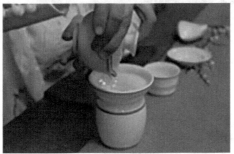

图 9-3　泡茶

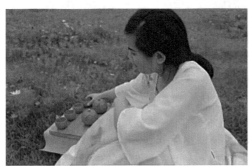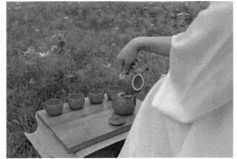

图 9-4　自主泡茶

根据自身喜好，品尝少量抹茶蛋糕、抹茶雪花酥、绿茶巧果、红茶蔓越莓、红茶巧克力、花茶月饼等小茶点，同组及各组间交流品茶体会，或选择静心读书（图 9-5）。时间共约 40min。

（三）课程三：林中瑜伽

收好茶具茶席后，选择合适地段铺设瑜伽垫，在瑜伽教练的指导下首先练习瑜伽呼吸，然后进行暖身运动，通过调整气息，畅通经络，使身心达到平衡；继续学习瑜伽教练示范的基本坐姿，练习 5～10 个至善坐、眼镜蛇式、顶峰式、树式等常用坐式、跪坐、站式等姿势（图 9-6）。练习 40min 后由教练引导进入休息术，采用仰卧放松功，将自身融入大自然中，完全集中意识，使精神和身体彻底放松，时间约 10min。

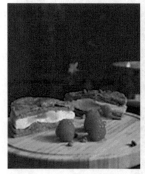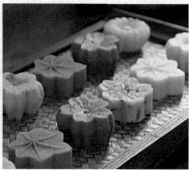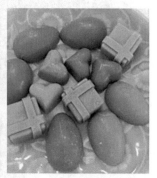

图 9-5　品尝茶点

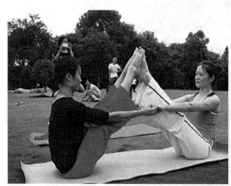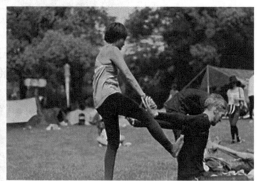

图 9-6　林中瑜伽

休息术结束后，在疗养师的引导下，回顾森林疗养课程，思考人与周边环境的关系，感恩大自然的馈赠——森林，并思考"我为森林做什么"的话题，如尽量减少一次性筷子的使用、节省纸张、保护益鸟、积极参与植树活动等，10min后收具，将垃圾分类并带走，步行约 10min 回至 A 地点，填写森林疗养体验者满意度评分表，结束愉快的森林疗养体验。

七、规则与要求

1）要求每位参与体验者在活动前均购买个人人身意外保险。

2）要求每位参与者必须遵从森林疗养师引导，无故不得私自脱离组织，不得中途退出，特殊原因者需向疗养师说明情况。

3）有心血管疾病、心脏病、哮喘、糖尿病等病史的体验者须有家人陪同参与，手术后半年内及生理期女性只做简单瑜伽运动。

八、森林疗养效果评估方法及结果分析

（一）评估工具

1）森林疗养体验者满意度评分表。

2）心理指标：采用情绪状态量表评价人们对森林疗养的心理效应[1, 16]。该表共 7 个分量表，40 个形容词。包括紧张/焦虑（T）、抑郁/沮丧（D）、愤怒/敌对（A）、精力充沛/能动性（V326 因子）、疲劳/无力（F）、慌乱/迷惑（C）、与自尊有关的情绪，评分标准为 0～4 分 5 个等级。情绪状态的总估价计算方法：5 个消极的情绪（紧张、愤怒、疲劳、抑郁、慌乱）得分之和，减去两个积极情绪（精力充沛、与自尊有关的情绪）得分之和，再加上常数 100。

3）生理指标：包括血压、心率、心率变异性等[17]。用便携式血压计进行收缩压、舒张压和心率的测量。采用便携式心电图仪测心电图相邻 R 波之间的间隔期，以此评估心率变异性。

（二）评估结果

情绪状态的总估价得分越高，表明更有消极的情绪，心情更为纷乱、烦闷或失调。

正常血压的收缩压小于 120mmHg，舒张压小于 80mmHg，高血压的定义为收缩压大于等于 140mmHg 和（或）舒张压大于等于 90mmHg。正常成人心率为 60～100 次/min，常为 70～80 次/min，平均约 72 次/min，心率＜60 次/min 属于心动过缓，心率＞100 次/min 属于心动过速。

九、提示与建议

（一）提示

A 点至 B 点徒步道路台阶较少；B 点为开阔的稀疏树林，附近有小溪；C 点有开阔的草坪及小溪。当天气不适合户外饮茶及瑜伽运动时，请听从森林疗养师引导，将课程二及课程三活动地点 C 修改为室内 D 点。

不无故脱离组织，不远离集体，不擅自至溪流游泳玩水，不点明火，不饮用生水，不吃不洁净食物，不乱丢垃圾，不大声喧哗，用语文明，泡茶时注意勿被热水烫伤。

听从森林疗养师引导，徒步与瑜伽前提前做热身运动，根据个人身体素质，适当调整运动强度，量力而行，动作应缓慢，不可骤然用力。

（二）建议

参与者穿宽松棉麻服装、软底舒适运动鞋及运动袜。

准备手帕、草帽、遮阳伞、手电筒等应急工具，以及清凉油等防中暑与防蚊虫叮咬的药品。

不戴项链、手链、指环等首饰，提前做好防晒工作。

参 考 文 献

[1] 张艳丽, 王丹. 森林疗养对人类健康影响的研究进展[J]. 河北林业科技, 2016, (3): 86-90.

[2] 文野, 潘洋刘, 晏琪, 等. 森林挥发物保健功能研究进展[J]. 世界林业研究, 2017, (6): 19-23.

[3] 廖日红, 刘国平. 森林疗养对维护人体健康的综合影响[J]. 现代园艺, 2019, (1): 93-95.

[4] 李博, 聂欣. 疗养期间森林浴对军事飞行员睡眠质量影响的调查分析[J]. 中国疗养医学, 2014, (23): 75-76.

[5] Yan Y S. Effect of Chinese green tea extracts on the human gastric carcinoma cell *in vitro*[J]. Chinese Journal of Preventive Medicine, 1990, 24(2): 80-82.

[6] Yang C S, Hong W, Li G X, et al. Cancer prevention by tea: evidence from laboratory studies[J]. Pharmacol Res, 2011, 64(2): 113-122.

[7] Yang C S, Lambert J D, Sang S. Antioxidative and anti-carcinogenic activities of tea polyphenols[J]. Arch Toxicol, 2009, 83(1): 11-21.

[8] Matsumoto N, Okushio K, Hara Y. Effect of black tea polyphenols on plasma lipids in cholesterol-fed rats[J]. Journal of Nutritional Science and Vitaminology, 1998, 44(2): 337-342.

[9] Rogers J, Perkins I, Olphen A V, et al. Epigallocatechin gallate modulates cytokine production by bone marrow-derived dendritic cells stimulated with lipopolysaccharide or muramyldipeptide, or infected with *Legionella pneumophila*[J]. Exp Biol Med, 2005, 230(9): 645-651.

[10] Vernarelli J A, Lambert J D. Tea consumption is inversely associated with weight status and other markers for metabolic syndrome in US adults[J]. Eur J Nutr, 2013, 52(3): 1039-1048.

[11] Kuriyama S, Hozawa A, Ohmori K, et al. Green tea consumption and cognitive function: a cross-sectional study from the Tsurugaya Project[J]. Am J Clin Nutr, 2006, 83(2): 355-361.

[12] Feng L, Gwee X, Kua E H, et al. Cognitive function and tea consumption in community dwelling older Chinese in Singapore[J]. J Nutr Health Aging, 2010, 14(6): 433-438.

[13] Shen C L, Yeh J K, Cao J J, et al. Green tea and bone health: evidence from laboratory studies[J]. Pharmacol Res, 2011, 64(2): 155-161.

[14] Zigman S. Lens UVA photobiology[J]. Journal of Ocular Pharmacology and Therapeutics, 2000, 16(2): 161-165.

[15] 凌玲. 瑜伽运动与健康促进研究[J]. 社会体育学, 2017, 3: 163-165.

[16] Wang X B, Shi Y X, Zhang L. Research on the forest therapy of pre-experiment in Beijing Xishan National Forest Park[C]. Amman: 2017 5th International Conference on Physical Education and Society Management, 2017.

[17] Wang X B, Nan H L, Li X B. Research on the experimental paradigms and evaluating indicators of forest therapy[J]. International Conference on Applied Social Science, 2017, (6): 487-492.

第十章　快乐星期六

一、活动简介

随着生活节奏的加快，生活在城市中的人们感受到的压力越来越大，很多人沉迷于手机、电子游戏等，而忽视了与家人的沟通、交流、情绪管理和自身身体保健。慢慢地，您是否发现，您的朋友越来越少，脾气越来越差，血压、血糖却在不断升高……如果您想打破这无形的壁垒，增进人际交流，增加亲密互动，管理好自己的情绪……欢迎您来参加我们的活动！

初秋，正是疗养的好时节，期待您到景阳森林疗养基地呼吸新鲜芬多精、负氧离子，体验一次有趣的森林疗养，让您从繁忙的压力当中得到彻底的放松，使身心得到愉悦，让我们在大自然中制造有趣的话题，让我们互相分享彼此心中的秘密，让我们一起享受快乐！

森林疗养师会带领您在林中游戏，让您打开五感，并运用森林中的自然物来进行游戏、创作，让我们在愉快的森林疗养活动中，学到森林知识、亲近自然。

二、活动安排

1）时间：初秋（天气：小雨到阴），2019 年 8 月 24 日（星期六）8：30～11：30。

2）地点：景阳森林疗养基地。

3）森林疗养基地概况：贵州景阳森林疗养中心建在景阳省级森林公园内，依托贵州省国有扎佐林场森林资源和扎佐林场医院医疗资源，开展森林疗养和医养结合业务。基地距贵阳市老城区 30km，距市政府办公区 25km，直通同城大道，距贵遵高速 2km。森林面积 1500 余亩，是以马尾松为主的人工林，包含植物 800 余种，森林覆盖率达 90%以上，森林郁闭度 0.7 左右，空气中负氧离子长期达 4000 个/cm³ 以上，森林林分质量高，生态系统良好，具有极高的森林疗养和森林养生价值，是一个集医养结合、养生养老和森林疗养为一体的"森林疗养基地"，是"国家级森林疗养基地试点单位"和"省级森林疗养基地试点单位"，2017 年被批准为"省级医养结合定点单位"，2018 年被评为"省级健疗养生示范基地"。

该基地美中不足的是面积较小，且周围是医药园区，对基地或多或少有一定的影响。

4）对象：30～50 岁的高压力人群。

5）人数：10～20 人。

三、活动目标

（一）主要目标

1）缓解压力，放松心情。

2）建立互信互助的人际关系。

3）重新建立与自然的连接。

（二）生命树目标

生理、安全、归宿、尊重、情绪、认知、审美、自我实现、灵性等目标。

（三）活动经费

总经费 2800 元（其中保险费 30 元/人、疗养师费 200 元/人、材料费 1000 元、门票费 20 元/人），体验者每人应交 140 元。

四、理论依据

根据李卿的《森林医学》研究可知：在森林中滞留一定时间能够增进人体五感体验的敏感性，森林环境能够起到放松、改善睡眠、释放压力的作用，植物精气能提高 NK 细胞活性，增强人体免疫力，负氧离子有改善呼吸、保护心血管的作用[1]。在森林步道赤足行走，可使人体充分接地，改变人体电位，增强人体抗氧化能力，同时赤足行走可促进人体足部触感，刺激足部穴位，改善血液循环[2]。

五、活动道具

1）人力：4 名森林疗养师。

2）设备材料：血压计、体温计、血糖仪、消毒液、急救包、驱蚊油、眼罩、瑜伽垫、枝剪、小刀、胶水、彩笔、松枝叶、松球果、碟子、A4 纸、茶杯、保温瓶、扩音器、森林冥想音乐。

六、活动设计

1）2019 年 8 月 24 日 8：30，景阳森林疗养基地太极广场集合。

2）8：30～9：00，在景阳森林疗养基地，分组摄入性面谈，测量血压、体温（图 10-1）。

地点：景阳森林疗养基地康复理疗室。

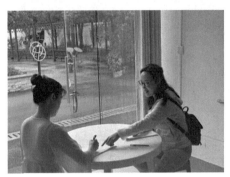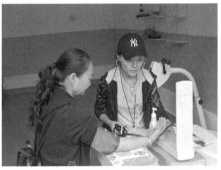

图 10-1 健康检测

3）9：00～9：05，热身运动：活动关节、肌肉（图 10-2）。

地点：太极广场。

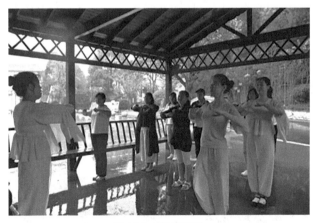

图 10-2 热身运动

4）9：05～9：10，由森林疗养师简介本次活动及要求。

地点：太极广场。

5）9：10～9：30，破冰游戏。

地点：太极广场。

树木分类游戏：以基地常见树木命名体验者，疗养师叫名出列，未对上名的表演节目。

抛绣球：小家成员双手交叉与左右成员拉手，一起抛掷用松针编制的绣球并不断交换位置，先落地的小家为输家。分小家：分两个小家，10人/组；让大家借用树木分类的方式融入森林……用游戏的方式让大家熟悉起来（图10-3）。

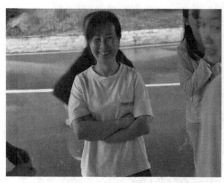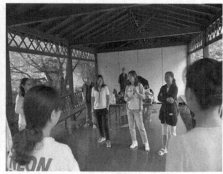

图10-3　破冰游戏

6）9：30～9：50，森林漫步+林下中草药识别。

地点：中草药步道—森林体验小屋—森林步道。

走进森林，让大家打开五感，听听雨声风声，看看雨中风景，摸摸各种植物枝、干、花、叶、果的感觉，闻闻各种植物的气味，同时识别林下种植的中草药。在漫步的过程中，大家与大自然亲密接触。

7）9：50～10：10，松树的祝福。

地点：临水步道旁。

让大家安静地走近一棵自己喜欢的松树，看它、拥抱它、听它、闻它，可以把这棵树想象成自己或身边的亲人，并在心里默默祝福他[3]（图10-4）……

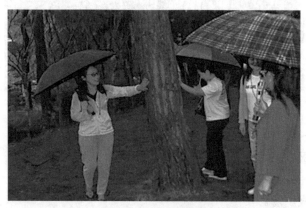

图10-4　松树的祝福

8）10：10～10：15，接地赤足行走。

地点：临水步道。让大家赤足沿临水步道行走一圈（图10-5）。

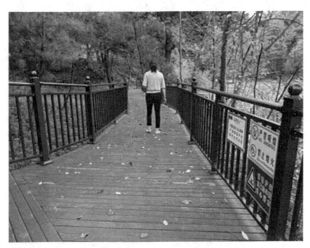

图 10-5　赤足行走

9）10：15～10：20，品尝松针茶+开心小茶点。

地点：森林瑜伽音乐广场。

在休憩时，让大家品尝用新鲜松针制作的松针茶，以及由天然松子、黄瓜等制作的小茶点（图10-6）。

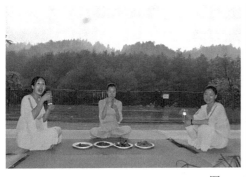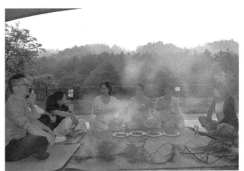

图 10-6　品茶

10）10：20～11：00，百变马尾松创作。

地点：森林瑜伽音乐广场。

把松果、松针、松子作为创作对象，大家充分发挥想象，自由创作，让大家体验创作的乐趣（图10-7）。

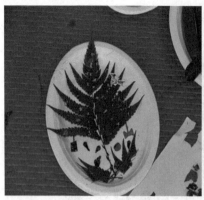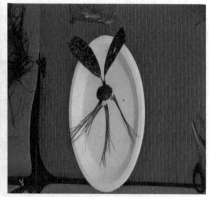

图 10-7 百变马尾松创作

11）11：00～11：30，分享与交流、总结、反馈、评估（图 10-8）。
地点：森林瑜伽音乐广场。

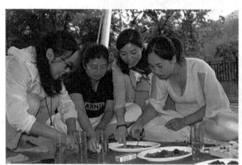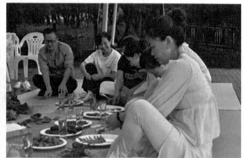

图 10-8 分享与交流

12）11：30，活动结束。

七、规则与要求

（一）活动准备

1）体验场地现场踏查。
2）材料准备。
3）风险评估。

（二）体验过程要求

1）体验过程风险告知（如心脑血管疾病、行动不便、过敏体质等）。
2）服从疗养师管理。

3）疗养师应履行疗养师职责。

4）所有团队成员不能随意践踏、采摘森林资源。

5）所有团队成员要维护基地环境卫生。

（三）注意事项

1）所有体验者若发现身体不适，应及时告知疗养师。

2）在整个体验过程中，注意防止滑倒摔伤。

3）未经疗养师许可，不得随意戏水。

4）所有团队成员应着户外活动服装、鞋帽。

5）做好防晒防蚊保护。

6）禁止大声喧哗，惊吓、驱赶野生动物。

八、森林疗养效果评估方法及结果分析

（一）评估工具

血压计、体温计、血糖仪、消毒液。

（二）评估方法

血压与温度测量对比法，问卷调查法，交流法，观察法。

（三）评估结果

活动后，体温略有增加，多数人血压维持稳定，少数人平均略下降 0.1～0.2mmHg。体验者大多反映心情愉悦，相互沟通活跃，并希望以后多参与森林疗养体验。观察体验者，大多从拘束紧张到欢声笑语，完全放松。通过填写问卷可知，大多数人较满意。

参 考 文 献

[1] 李卿. 森林医学[M]. 北京: 科学出版社, 2013.

[2] 雷巍娥. 森林康养实务[M]. 北京: 中国林业出版社, 2018.

[3] 周彩贤, 南海龙, 马红, 等. 森林疗养师培训教材: 基础知识篇[M]. 北京: 科学出版社, 2018.

第十一章 儿童森林疗育
——感统、专注力训练与自然英语手工结合专题

一、活动简介

本次活动是森林疗养活动中的儿童森林疗育专题，主要在森林环境中对儿童进行感统能力培养及注意力加强训练，同时采用沉浸式自然英语与手工结合的方式，穿插动静结合的森林疗育活动，提高儿童身体素质，加强专注力，在锻炼儿童感统能力的同时能够修身养性，减轻学习压力，使其学会情绪管理的方法并加强团队合作的能力。

本次活动分别有三条主线贯穿，即身心素质疗养目标、语言目标和森林知识目标。

在大自然中，儿童充分放松，打开五感体验，结合每一种感知觉的开发方法，诱发孩子的学习动机，提升专注效果。通过游戏互动、动手操作实践，促进孩子多方面能力的发展。在每一种感知觉训练环节中均设计了在森林环境中具体的实施方案及过程性评价。在动手操作实践环节，根据手工制作作品的难易程度，分梯队进行设计，让儿童在难度逐渐增加的情境中既能锻炼手眼协调与感统能力，又能获得成就感，对于孩子自信心的建立具有重要的意义。

二、活动安排

1）时间：2019 年 7 月 13 日。

2）地点：北京西山国家森林公园。

北京西山国家森林公园，位于北京西郊小西山，林木多为夏绿阔叶林，森林覆盖率 98.5%，多年平均气温 16.2℃，目前北京西山国家森林公园有近 6000hm^2 的植被，空气负氧离子高达每立方厘米 4000 多个，这里还有 600 种动植物，有不同的自然景观。公园东门入口处有一片飞瀑流泉，嶙峋的怪石之间有各种各样的池塘。跨过吊桥，沿着花溪流水蜿蜒而上，路的两侧是各种藤蔓植物，植被丰富。森林大舞台、自然观察径、健康步道平台、森林冥想平台等设施建设非常适合不同年龄层游客的疗养需求。

3）对象：7～10 岁儿童。

4）人数：6 人。

三、活动目标

学习并会运用关于森林的英语词汇与短语，如 forest（森林），forest therapy（森林疗养），forest gap（林窗），bird nest（鸟巢），Chinese pine（油松），Chinese cork oak（栓皮栎）。What can I do for you（我能为你做什么吗）？Could you pass me the scissors，please（请把剪刀递给我好吗）？Here you are（给你）！Thank you（谢谢）！You are welcome（不客气）!将英语语言知识点融入运动疗法与手工作业疗法的实施过程中，让孩子们在运动实践中进行浸入式语言学习。

森林知识目标：了解油松、栓皮栎、栾树、元宝枫等树木的生长特点、树叶形状、果实特点等，能将自然落物宝藏袋里的物品在森林中找到出处，并分别归类放回树木根处；同时能独立完成任务卡的闯关游戏。

森林疗养目标：儿童森林疗育活动采用感统训练与注意力训练交替进行的方式，锻炼孩子前庭觉、视觉、听觉、触觉、味觉、手眼协调及平衡力等综合素质能力。

四、理论依据

森林疗养的内涵是指以"疗"为核心，替代治疗方式，以"养"为外延，与森林文化教育体验相结合。专注力是一个人能高度集中于某一件事情的能力，是一项非常重要的心理素质，对学习效率有着非常大的影响。

视知觉能力是专注力的重要基础，是儿童手眼协调和感统能力的重要影响因素，指孩子看到某些视觉信息能不能从中获得相关的重要信息，它分为视觉分辨、视觉联想、视觉前景背景、视觉记忆、视觉空间、视动协调性[1]。本课程方案结合视觉注意力的训练方法，将语言知识学习融入注意力的训练。听觉注意力是指对有意义的声音信息进行选择和集中的能力，分为听觉辨别能力、听觉记忆能力、听觉系列编序能力、听觉理解能力。

本课程方案在听觉注意力训练中增加了字母辨音、听音寻词、声音地图等环节，从而在游戏环节中锻炼儿童的听觉注意力。长期满足儿童的触觉需求，有利于让孩子产生快乐的情绪，也为运动、社交、语言、学习、情商等打下良好的基础。触觉分为触觉敏感型、触觉依赖型和触觉寻求型。设计专业和个性化的触觉游戏，给予感知方式的指导，可以有效改善儿童的感统能力和注意力。触觉和视觉感知、手眼协调都相互影响，而且在精细运动、情绪表达、处理信息的能力方面都会相互影响。在动手操作时间环节，将五感统合自然而然地融入游戏活动中，既能让孩子锻炼各种感知觉，体会成就感，又能提高团队合作能力，在实践中逐步提高注意力。前庭感觉系统和大脑之间有非常密切的关系。前庭系统机能正常时，人的身体对重力（地心引力）会有持续性的信息输入，这些感觉信息会与其他感觉信息以不断重叠的方式输入大脑。

（一）环境心理学对儿童感统训练结合森林疗养的启示

环境心理学中的压力缓解理论及注意力恢复理论为森林疗养与儿童感统训练的结合运用提供了理论基础。

压力缓解理论认为压力会引起各种反应，即会刺激糖皮质激素分泌，进而会导致心血管疾病，会导致胆固醇水平升高，长期压力会削弱免疫系统，导致对疾病的易感性，包括癌症。1983 年环境心理学家 Roger Ulrich 教授提出了压力缓解理论[2]。该理论认为：当人们遇到那些感觉到对自己不利，有威胁或者有挑战的事件或情境时，会产生压力。这种压力将导致消极情绪的产生，生理系统如心血管、神经系统、内分泌等的短期变化，以及某些不良行为反应如逃避或者行为失常。1979 年，他又提出观看一系列的自然景观能缓解大学考试带来的压力的理论，即欣赏以自然为主的景观刺激会产生积极的效果，使之前经受的压力得到缓解。自然包含足够的植物、水体等元素，充满阳光的森林和广阔的草原。

注意力恢复理论（attention restoration theory，ART）由卡普兰夫妇（R. Kaplan 和 S. Kaplan）提出[3]。该理论指出人需要心理努力的任务唤起定向注意，定向注意会逐渐消耗，但人们需要某种再充电的方式，将转移的注意力再拉回来。注意力恢复理论提出，修养性环境的魅力是它可以帮助恢复定向，即可以恢复注意力。注意力不集中的儿童往往伴有烦躁易怒，容易冲动。注意缺陷多动障碍（ADHD）主要在定向注意方面出现紊乱。环境心理学家发现，环境会影响注意力，自然环境被看作一个重要资源，尤其是具有远离、延展、魅力、兼容四大属性的恢复性环境会起到非常大的作用。森林疗养可使儿童沉浸在无意注意中，既要对注意力失调的儿童进行适当的引导，使其注意自然环境，同时也要跟着疗养师的节奏，避免过度讲解，使儿童处在无意注意环境中。

感觉统合术语是由 C. S. Shrttinhyot 和 K. S. Lashley 于 1960 年提出的，并广泛地应用于行为和脑神经科学的研究。J. Ayres 根据对脑功能的研究，1972 年首先系统地提出了感觉统合理论（sensory integration theory）[4]。她认为感觉统合是指将人体器官各部分感觉信息输入组合起来，经大脑统合作用，对身体内外知觉做出反应。只有经过感觉统合，神经系统的不同部分才能协调整体工作，使个体与环境顺利接触。人类的各种感觉学习贯穿了人的一生，简单地讲，这是一种大脑和身体相互协调的学习过程。没有感觉统合，大脑和身体都不能发展。感觉统合学习的最关键期是 7 岁以前，因为在这期间，人类的大脑发展特别快。大脑的学习有赖于身体感觉的输入，学习后的大脑则发挥其指挥身体及感官的能力。由于大脑、身体及感觉器官的神经体系是非常复杂的，因此需要统合，如果这一能力不足，就会造成大脑、身体及感觉器官的学习混乱，产生感觉统合失常的现象。

（二）儿童感统训练与森林疗养结合的现实依据

感统失调儿童在生活中具有以下表现：好动不安，注意力不集中；毫无原因惧怕某些科目，心理障碍多；看似聪明，却胆小不敢表现；自言自语，无法与人沟通；容易跌倒或撞墙；容易受挫，缺乏自信；写字无法在框内，笔画经常颠倒；固执且脾气暴躁；坐立不安，姿态不良，无法安静。

在舒适的森林环境中，感统失调的患者容易获得安全感，心态平和并且感官刺激的广度增加；通过欣赏和谐植物景观，可以改善感觉逃避的自主反应。森林中较高的负氧离子和芬多精浓度，对增强免疫力和抑制肥大细胞增殖也具有重要作用[5]。另外，通过团队合作型森林作业活动，可以培养感统失调儿童的亲社会人格，拓展孩子兴趣范围，增强自信心。

（三）森林疗养中的作业疗法在感统训练实践中运用的理论依据

科学证明森林疗养对神经系统、免疫系统、心理状态有许多影响，初步会带来以下改变[6]。

①减少人体产生的应激激素；②增强副交感神经活动（控制平静期生理活动）；③减弱交感神经活动；④调节血压和降低心率；⑤缓和心理紧张，增加活力；⑥提高免疫力；⑦增加抗癌蛋白质数量。

森林疗法包括森林漫步、森林呼吸法、森林体操、作业疗法、芳香疗法、心理疏导等。森林漫步不仅是一种运动，在漫步的过程中体验者还可以发现自己，能明显地改善情绪和降低压力。

当噪声超过 90dB，会引起人们的听力减退、恶心、易怒、神经衰弱、智力下降、思路迟钝，对脑神经中枢和心脏都有一定的损害。而森林的繁枝茂叶能吸收声波，阻挡声波的传递[7]。森林中的沉静或者低分贝的树木波涛声、枝头的婉转鸟鸣，不但能驱除噪声带来的烦躁不安，恢复正常的听力，还有助于养成静心思维的习惯。环境噪声太多，父母脾气大、经常大声责备，都会使得幼儿为了保护声音对大脑的刺激，而在听觉上形成一层自我保护膜，养成拒绝听别人讲话的习惯，这样的孩子长大以后听力不佳、容易忘却、不懂得和别人沟通、脾气古怪、上课不专心，学习上自然也容易因此而障碍重重了。而如果让儿童在森林中进行听觉辨别能力训练、听觉记忆力训练、听觉排序力训练、听觉理解力训练以及视听结合训练将带来事半功倍的效果。

前庭感觉系统和大脑之间有非常密切的关系。前庭系统机能正常时，人对重力会有持续性的信息输入。这些感觉信息会与其他感觉信息以不断重叠的方式输入大脑。这些重力感的讯息，由于相当持久和稳定，在输入神经系统后，便会成为眼睛及其他身体感觉器官在判断讯息时的重要参考资料[8]。头部转动或弯曲时，前庭感觉接收器的碳酸钙晶体会离开原来位置，改变前庭神经系统的传达流程。这种现象在跳跃、跑步、摇晃时更为严重，会使中耳半规管中的惯性液体流动，感觉接收器立刻受到很大的影响。其他像走路、乘船或头部有轻微振动时，前庭感觉系统也会立即有反应。前庭讯息处理不良的孩子，视觉便很难跟着移动的目标，也很难将双眼由一点移到另外的一点。眼肌和颈肌上的讯息反应处理也会发生问题，促使眼球的移动不平稳，常会以跳动方式去抓住新目标，造成孩子在阅读、玩球和画线上的困难，有的小孩子会常常跌倒或撞墙，动作上也显得笨手笨脚，甚至害怕行动，身体的协调能力较差。

前庭感觉不良还会产生无法判断视觉空间的现象。空间感来自身体和重力感的联系，缺乏重力感的孩子很难有空间透视感，因此无法判断距离和方向。写字时常把数字或偏旁部首写反，甚至前后反读；在人多的地方容易迷失方向；也会因太靠近人或碰触他人而造成人际关系严重不良。

触觉的复杂性也使大脑神经中感应触觉的部分最多，因此触觉神经和外界环境协调不足，会影响大脑对外界的认知和应变，导致触觉敏感（防御过强）或触觉迟钝（防御太弱）。

触觉敏感的儿童对外界的新刺激适应性较弱，所以会固执于熟悉的经验、环境和动作，常表现为黏人、怕陌生人、不喜欢拥挤、缺乏自信；对任何新的学习都会加以排斥，不喜欢他人触摸，在团体中容易和别人争吵，朋友少，常陷于孤独中。触觉迟钝的儿童表现为：反应慢，动作不灵活，大脑的分辨能力差，所以发音或小肌肉运动都显得笨拙，缺乏自我意识，无法保护自己，学习能力也很难发展。

视知觉能力是儿童手眼协调和感觉统合能力的重要影响因素，培养视知觉能力是认知水平发展的最重要途径，孩子看到某些视觉信息后能不能从中获得相关的重要信息影响着孩子的学习效率和效果。在森林环境中，我们可以将疗养活动按照影响视觉能力发展的因素来设计，让孩子们在愉悦的氛围中锻炼自我的视觉分辨、视觉联想、视觉记忆、视动协调性等各方面的能力。

五、活动道具

1）签字笔、纸张。

2）森林名牌、挂绳、彩笔。

3）感统训练器具（袋鼠跳布袋、S平衡木、秋千、秒表）。

4）专注力训练卡片（大脑成像、视觉追踪、视肌力练习、舒尔特方格、悬肘打点卡、听觉训练游戏）。

5）压花花材、书签材料、镊子、剪刀、胶类。

6）应急手电、防晒液。

7）森林任务卡片。

8）自然落物收集袋。

9）医疗包、解暑药。

六、活动设计

（一）活动预期

根据儿童特点设定语言目标、森林知识目标及森林疗养目标，按照特定的方案进行活动，能够充分锻炼儿童感统能力，让孩子们放松自我，回归自然，提高注意力，增强专注力，加强团队合作意识。

（二）活动前准备

1）根据前期调查问卷信息，初步了解参与活动的儿童专注力特点，根据参与体验儿童的特点设计相应的森林疗育课程。

2）与家长沟通活动课程信息及潜在危险，获得认同后签订《家长同意书》。

3）为参与活动的儿童购买意外保险。

4）准备活动各类器具。

5）提前收集与森林知识目标相关的自然落物，并提前放入"宝藏袋"。

6）森林音乐会节目安排，小朋友提前准备自愿才艺展示。

（三）活动具体方案

1）行进路线：从东门进入，直行至石牌后面的大柳树旁—门区瀑布—堤坝平台—木栈道—牡丹园—花溪—森林手工坊—森林大舞台—自然观察径—健康步道平台—森林冥想平台。

2）方案细则见表 11-1。

表 11-1 方案细则

时段	时长	活动地点	项目	活动内容	活动材料
8：30～8：45	15min	东门内大柳树旁	活动简介	简介疗养师及今日活动安排	成员名单
8：45～9：05	20min	门区瀑布	相见欢	自然名破冰游戏	自然名牌、蜡笔、水彩笔
9：15～9：35	20min	木栈道、牡丹园、花溪、森林手工坊	森林漫步、五感疗法	打开五感，林间漫步至花溪，沿途完成任务卡	任务卡
9：35～11：15	100min	森林大舞台、自然观察径	舒尔特方格游戏、视觉追踪、大脑成像、感觉统合练习、森林即兴戏剧	感觉统合练习及注意力练习	袋鼠跳布袋、卡片
11：15～11：55	40min	健康步道平台	自然英语手工	沉浸式动手动脑互动学习	书签材料、剪刀、镊子、画笔
11：55～13：00	65min	健康步道平台	森林午餐及餐后桌游	森林午餐及餐后桌游	桌游用具
13：00～13：30	30min	健康步道平台	步道探险	体会不同步道的感觉，分享足底及身体感受，学会与森林对话	饮用水
13：30～14：00	30min	森林冥想平台	静听森林	声音钟表图	眼罩
14：00～14：30	30min	森林冥想平台	小小森林音乐会		
14：30～15：00	30min	森林冥想平台	终了面谈与总结分享		

3）雨天预案见表 11-2。

表 11-2 雨天预案

时段	时长	活动地点	项目	活动内容	活动材料
8：30～8：45	15min	东门内大柳树旁	活动简介	简介疗养师及今日活动安排	成员名单
8：45～9：05	20min	门区瀑布	相见欢	自然名破冰游戏	自然名牌、蜡笔、水彩笔
9：05～9：15	10min	堤坝平台	热身	身体拉伸，介绍活动路线，发放任务卡，发放自然元素收集袋	任务卡、收集袋
9：15～9：35	20min	木栈道、牡丹园、花溪、森林手工坊	森林漫步、五感疗法	打开五感，林间漫步至花溪，沿途完成任务卡	任务卡
9：35～10：55	80min	森林大舞台、自然观察径	舒尔特方格游戏、视觉追踪、大脑成像、感觉统合练习、森林即兴戏剧	感觉统合练习及注意力练习	袋鼠跳布袋、卡片
10：55～11：30	35min	健康步道平台	步道探险	体会不同步道的感觉，分享足底及身体感受，学会与森林对话	饮用水
11：30～11：40	10min	森林冥想平台	静听森林	声音钟表图	眼罩
11：40～12：00	20min	森林冥想平台	集体分享		

（1）课程一：自然探索

分发四种植物的果实材料袋（元宝枫、栾树、油松、栓皮栎）并以元宝枫果实为例提出自然探索的问题：这是什么？它像什么？孩子们给出了五花八门的答案。疗养师引导孩子们走进森林，自己主动寻找答案。当孩子们看到长在树上的果实后异常兴奋；疗养师又让孩子们伸出手掌，让五个手指头分别对应着元宝枫树叶边缘寻找手指对应的叶型观察叶脉等。待孩子们完全熟悉并了解了元宝枫的特点后，引导孩子们将材料包里疗养师提前采集的自然落物对应地放入元宝枫树根，以"落叶归根"结题（其他树采用同一方法，提问—诱发自主探索—疗养师讲解—归还）。

（2）课程二：森林漫步

发放任务卡一：让孩子们在徒步的过程中寻找任务卡里的自然物品，同时对沿途遇到的植物进行讲解，并回顾植物探索中的目标植物，巩固今天的植物目标知识，并根据现场情景进行自然英语词汇和句型学习。

（3）课程三：感统训练

感统训练的目的与照片见图 11-1 和图 11-2。

（4）课程四：自然观察径

发放任务卡二：在自然观察径图中寻找答案，在平台 1 处共同检验孩子自我探索完成的任务答案。采用分项提问及单项讲解的方法。

发放任务卡三：引导孩子自我探索答案，独立完成任务。在平台 2 处共同检验孩子自我探索完成的任务答案。采用分项提问及单项讲解的方法。

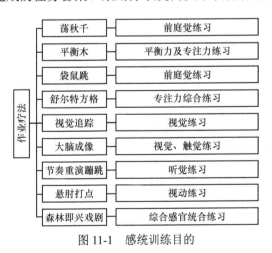

图 11-1　感统训练目的

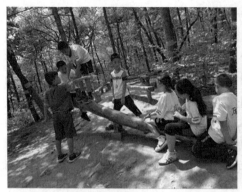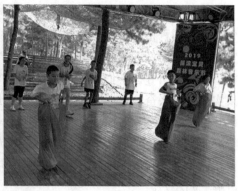

图 11-2　感统训练照片

（5）课程五：森林即兴戏剧

让孩子们认真观察周边的森林后，由一个人用肢体动作摆出一个物体造型，其他同学根据前一个同学创设的造型进行情景设计，摆出下一个造型，其他同学以此类推，直到所有人都在舞台上后一起分析大家即兴创设的场景剧情。分析结束后留下其中一个造型，其余人回到舞台外，接着根据留在舞台上的造型呈现下一个舞台戏剧情景。

（6）课程六：自然英语手工

在动手实践制作压花书签的过程中融入森林漫步过程中疗养师给孩子们提到的英语词汇与句型的知识点，在动手操作的过程中复习并巩固。

（7）课程七：森林午餐及桌游

互相分享美食（图 11-3）。

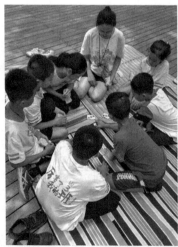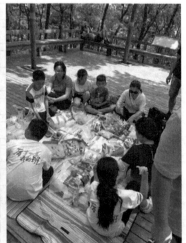

图 11-3　森林午餐及桌游

（8）课程八：健康步道平台探险

根据疗养师提前设计好的 7 种不同步道行走路线（分为快慢速及静心行走方式），让孩子们有意识地感受不同步道带给足底的不同触觉体验和作用效果，以及行走过程中五个脚趾不同的用力位置和相互配合的着力点：橡胶铺路护关节；实木钉路舒心情；木栈道护膝盖；原始台阶亲大地；片石步道活经络；木桩筑路近森林；素土道路最环保。

（9）课程九：森林音乐会

每一个孩子按照自己的意愿进行才艺展示，将这次活动推向高潮。

七、规则与要求

为安全考虑，森林疗养师会根据提前一天的天气预报情况更改活动方案或者取消。并提前告知活动规则和要求。

1）请家长将孩子送到北京西山国家森林公园与活动老师会合，并负责路途中的交通安全，主办方及森林疗养师不承担孩子路途中的安全保障责任。

2）请为孩子准备一份简单的森林午餐及其他可供分享的食材，中午时会在森林中共享"森林午餐"。午餐结束后会有桌游（游戏为德国心脏病游戏及其他纸牌游戏）与小小森林音乐会等午休时光。

3）在活动前三天将孩子的身份证号私信给森林疗养师，用于购买孩子活动当日的保险。

4）请为孩子做好防晒并准备足够量的饮用水。

5）活动中会有 30～50m 长的森林步道探险，植被高于孩子腰部，请为孩子穿过膝长裤或者短裤外穿长袜，以防被树枝刮伤。

6）为了确保活动安全有序进行，活动当天会与家长签订《家长同意书》。

八、森林疗养效果评估方法及结果分析

（一）评估工具

活动前后均进行了儿童专注力评估简表调查，并分析孩子专注力现状。

（二）评估结果

疗养后各项满意度分析：整体满意度分析。活动前后均按照参与人数 6 人进行调查问卷并分析。因专注力效果影响因素很多，需要一个量变的积累才能达到质变。舒尔特方格每次时间记录只反映当下的状态，不适合评估疗养期间的综合

疗效。但会在活动结束后，将练习方法讲解给随行家长，鼓励家长陪同孩子每天进行 15～20min 的练习并记录每次的时间，以制作时间记录梯次表的形式让孩子感受到自己的进步，提高自信心，逐渐提高孩子的专注力。

参 考 文 献

[1] 陈可来. 感觉统合训练对儿童平衡协调能力及心智方面影响的研究[D]. 上海: 上海体育学院硕士学位论文, 2010.

[2] Ulrich R S, Simons R F, Losito B D, et al. Stress recovery during exposure to natural and urban environments[J]. Journal of Environmental Psychology, 1991, 11(3): 201-230.

[3] Kaplan S. The restorative benefits of nature: toward an integrative framework[J]. Journal of Environmental Psychology, 1995, 15(3): 169-182.

[4] Fisher A G, Bundy A C. Sensory integration theory[J]. Oncology, 2015, 36: 16-20.

[5] 只木良也, 吉良龙夫. 人与森林: 森林调节环境的作用[M]. 唐广仪, 陈丕相, 郑铁志译. 北京: 中国林业出版社, 1992.

[6] 何永芳. 浅谈森林浴的科学原理[J]. 四川林勘设计, 1999, (3): 25-28.

[7] 吴丽华, 廖为明. 森林声景保健功能的初步分析[J]. 江西林业科技, 2009, (4): 31-35.

[8] 盛朝强, 廖传锦. 基于注意力多元理论的信息感知与处理过程模型[J]. 湖北农机化, 2005, (1): 30-32.

第十二章　不插电的森林
——对沉迷于电子屏幕青少年的森林疗养方案

一、活动简介

如今，越来越多的孩子，通过电子屏幕来"休闲"。而电子屏幕带来的被动的、成瘾式的、强烈的刺激，直接、间接地导致了孩子们许多生理与心理上的疾病，如习惯被动接受信息、不擅于主动思考和钻研、感统失调、情绪焦虑、身体协调能力降低、要求更多的强烈刺激等问题。青少年的森林疗养，是将青少年带到森林环境中，利用森林已有的资源（海拔、地形、气候、空气、植被、溪流、田地、山坡、风、雨、云、雾等），有针对性地就地取材（树枝、花朵、果实、石头、溪水等），有计划性地进行引导，通过爬山、漫步、慢跑、劳作、微观观察、宏观观察、对话、喊话、森林书信、冥想、肢体舒展、绘画、音乐、游戏等形式，帮助参与对象打开五官六感，建立与自然的连接，从而达到疗养身心、提高学习效率、树立正确的"生命、生活、生态"理念的目的。

二、活动安排

（一）时间

2019 年 7 月 3～6 日。

（二）地点

心田自然体验基地。

1. 基地简介

心田自然体验基地位于福建省龙岩市上杭县湖洋镇上罗村。该基地于 2016 年进行工商注册与动工建设，依托上罗村龙嶂山风景区的山水森林等生态资源，结合农村乡土文化与民间手艺民俗技艺等元素，于每周末在基地及周边山林水域开展在地自然体验活动（图 12-1）。通过山、水、田、林、路、石、火、土、木、竹、花、虫等就地取材的自然材料，经过科学设计的体验活动流程，以自然游戏为热身、以自然观察为渠道、以自然实验为展示、以自然探索与自然创造为实践，打开孩子们的五官六感，通过身心愉悦的体验式学习来获得知识和技能，同时疗养身心与修复身体受损细胞。已打造一系列以"自然科学""自然美学""自然文学""自然心理""自然健康""乡土民俗"为主题的精品体验活动，已获《福建日报》《东南网》《闽西日报》《新龙岩》《上杭新闻网》《上杭网》《上杭旅游》等多家媒体报道。

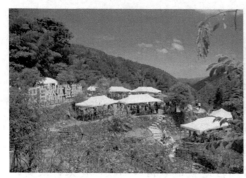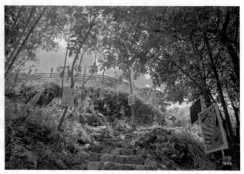

图 12-1　环境照片

2. 开展森林疗养的优劣

基地所在的村庄位置在海拔 1100m 左右，是非常适宜人类居住的海拔，大气压强和空气状况对人体有生理正向作用。原生态大山森林，竹子密布，杉树、松树、野杜鹃和山茶花数量大，负氧离子密集，芬多精、柠檬萜、松萜等物质丰富。有溪流环绕，滩浅且宽，适宜赤足溯溪。水质清澈，从红豆杉树林里流出的水呈弱碱性，适宜饮用。森林步道与溪流步道的生态条件好。心田自然体验基地内基础设施条件较好，可以满足基本的食疗，符合现代生活习惯，建有瑜伽/冥想/森林静坐平台、星空帐篷（溪流旁），种植有香草、蔬菜等适合劳作疗法的植物，树枝、树叶、花朵、石头等各种自然材料丰富。

（三）对象

8～13 岁沉迷于电子屏幕（手机/平板/电脑等）的青少年，小学阶段，有一定的课业压力，周末的兴趣班和补习班任务繁重，较少接触大自然，情绪紧张，精神状态疲乏。

（四）人数

20 人。

三、活动目标

1）让参与者感受大自然的乐趣与丰富，激发好奇心与探索欲，主动将注意力从电子屏幕转移到自然环境。

2）通过自然环境里有益身心的负氧离子、芬多精、芳香性挥发物质影响内分泌系统、神经系统、消化系统等，修复细胞，提高身体机能。

3）通过森林里的“奥秘”探索，打开参与者的五官六感，使其觉察自我知识结构的不足，促发主动学习的驱动力。

4）在森林里设计情境，提高参与者的表达能力、沟通能力、设计能力、动手创造能力、思维能力、解决问题能力等，树立更合理的价值观与“生命、生活、生态”理念。

5）学会到大自然中进行自我心理疏导与排解的方式，促进心理健康，提高抗挫折能力。

四、理论依据

人体是个生物电磁场，我们生活在大自然的大电磁场中，我们身边许多现代化的物质都是不导电的物质，使我们每天都在“绝缘体”的世界中生活，没有与“地气”相通，释放负电荷，很容易变得孤独、焦躁、易怒、感统失调。

有实验证明，那些因精神压力过重而导致身心发展障碍的人，只要经过3～4周的森林驻留疗养，就可彻底消除身心疲劳。那些平素寡言、胆小怯懦的儿童，只要在森林里逗留1周，就能重塑他们的积极性和自信心。

自然缺失症是美国作家理查德·洛夫（Richard Louv）的畅销书《林间最后的小孩：拯救自然缺失症儿童》中提出的一个术语[1]。人一旦与自然长时间完全断裂，很容易出现各种各样的身体、心理问题。人是通过感官和知觉形成在思维上的认知整合、判断、推理的，如果孩子们没有真实的认知，没有与自然的接触，没有在自然中学习、探索、体验的经历，他们的感觉和知觉都会受到影响，容易变得孤独、焦躁、易怒，在道德、审美、情感、智力成长中有所缺失。他们注意力不易集中，易成为经历的被动消费者，因此在自己的活动中，变得懒于思考和探索，观察能力较弱，动手创造能力较低。倾向于接受表面的解释，对信息不加怀疑地接受。离开了电子玩具会焦虑，一旦离开现代化的生活设备，会不知所措。

人类完整的知识结构应包括社会知识、自然知识、文化知识、生活知识等多方面，而不是目前很多教育者和家长都在盲目追随的仅仅文化知识一种，从而造成了其他方面知识的缺失。Louv 在他的著作《林间最后的小孩：拯救自然缺失症儿童》中曾指出，"孩子就像需要睡眠和食物一样，需要和自然的接触"。

自然缺失症带来的后果如下。

1）儿童对自然界缺乏起码的尊重。儿童不再理解食物的来源，不再认识家乡的动植物，不再对家乡的地理感兴趣。Louv 写道，在过去 30 年里，儿童越来越少的自然体验对社会是有着深远的影响的，不仅仅是对未来的一代健康体质的影响，最终将对整个地球的生态环境有巨大的影响[1]。自然缺失症也有可能导致新的一代人的平均寿命较他们的父辈下降。

2）忧郁症和注意力缺乏症患儿有增多趋势。Louv 说，当孩子不再接触自然，很多问题都会出现，如压力过大、忧郁和无法集中注意力[1]。而每周在自然界中度过静谧、放松的时光对缓解这些症状大有好处。

3）在学校中，压力过大和注意力缺乏症会造成儿童各科学业水平的下降，以及创造力的下降（由于在自然中玩耍为主动发现，而玩电子产品或看电视为被动接受）。

4）儿童肥胖症也成了一个显著的社会问题。学校中大多使用在操场上锻炼的形式对付儿童肥胖，而 Louv 认为最佳、最有效的锻炼方式是在自然界中呈放松状态的活动（而不是有计划的、有领导的、有强调竞争意识的体育活动）[1]。

由此可见，对青少年的森林疗养是件很必要而且很紧急的事。

西雅图儿童医院及地区医疗中心研究表明：学龄前儿童每天多看 1h 的电视，在他们 7 岁时无法集中注意力的可能性会增加 10%。当孩子在自然环境中的时间越来越少，他们肢体的以及心理的感官都会受到限制。

卡耐基梅隆大学的研究结果显示：即使每周只花几个小时上网的人，也会比那些不经常上网的人更容易孤独和沮丧。

挪威及瑞典针对学前儿童的研究表明：两组学前儿童，一组每天在普通的游乐场玩耍，一组在有树木、岩石的自然环境中玩耍，他们每天玩耍的时间相同，一年之后，在自然环境中玩耍的孩子表现出更强的平衡能力及运动能力[2]。

康奈尔大学环境心理学家的报告显示：生活越贴近自然的孩子，在面临生活中的压力时会产生越少的心理负担[3]。

五、活动道具

眼罩、户外野餐的工具、纸笔、锄头、铲子、修枝剪。

六、活动设计

（一）第一天：森林你好

1. 上午

带领所有的孩子走进森林，在既定的路线有五处定点停顿，做一些热闹欢快的森林游戏（"蝙蝠与飞蛾"、偷熏肉等），让孩子们解放自我，唤起参与热情（图12-2）。之后找一个平坦的区域，每个人安静地躺下做"大地之眼"的体验（30min），从仰视的角度透过树林看天空，发现不一样的景致，反思我们看待问题的角度。

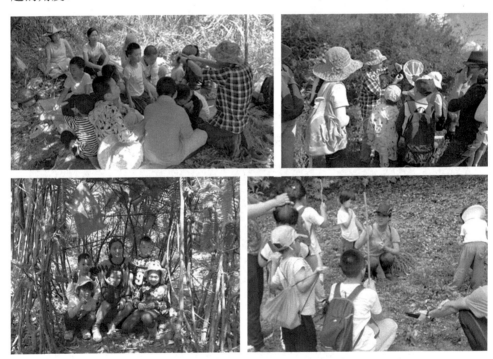

图 12-2　森林游戏

森林游戏"蝙蝠与飞蛾"规则：选一片安全的空地，让"飞蛾"们围成直径3～5m的圆圈；"蝙蝠"戴上眼罩，站在圆圈中间；裁判宣布游戏开始，蝙蝠叫一声"蝙蝠"，"飞蛾"们必须回应一声"飞蛾"；蝙蝠根据飞蛾的回应跟踪追击飞蛾，被抓住的飞蛾由裁判监督站到圈外，直到最后一个"飞蛾"被抓住为止。依照同样方法重新开始游戏，角色重新分配。

2. 中午

森林野餐，使用自然食材制作午餐，品尝食材原有的纯真味道（图 12-3）。

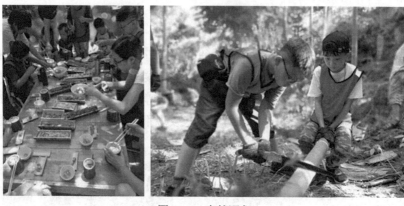

图 12-3　森林野餐

3. 下午

爬山，定点奖励，鼓励轻微出汗，舒展筋骨，每上升一定高度，景致会变得不同，停下来做眺望和喊山，缓解视觉压力，同时抒发心志情意（图 12-4）。

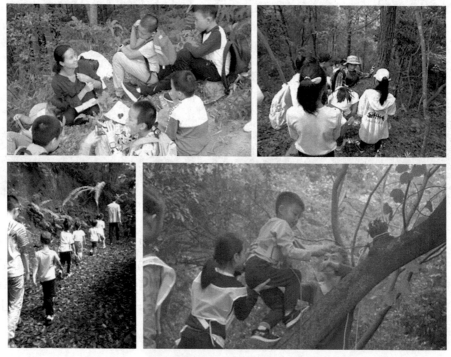

图 12-4　爬山活动

（二）第二天：溪流你好

1. 上午

溯溪而上，感受溪水缓缓流过皮肤的舒适触感，释放体内的负电荷，让光滑的水中石头按摩脚底，放松身心（图 12-5）。探秘不同的群落生态系统，画生态地图，溯溪，观察水生生物，感受生命的神奇，反思自身生命的来之不易。在溪域学习浮力、摩擦力、重力等原理，并运用这些原理动手创造一个小发明（鼓励好奇心与求知欲，促使自我察觉知识结构的欠缺，从而提高课堂学习的主动性与效率）。

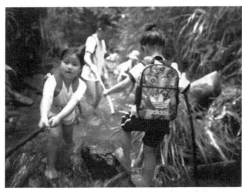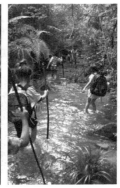

图 12-5　溯溪

2. 中午

溪边午餐与音乐冥想（图 12-6）。

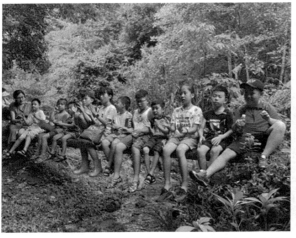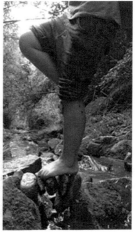

图 12-6　溪边午餐与音乐冥想

3. 下午

倾听自然之声，学习自然和声，利用石头、树枝、水等制作自然乐器；在水边制作树叶船，把心事写在树叶上，让它随着溪水漂走，放空思绪，放下烦恼。

（三）第三天：田园你好

1. 上午

亲近土壤，不戴手套零距离地抚触田地。通过拔草的劳作，转移注意力，暂时忘却学习上和生活上的烦恼，通过迅速可见的劳动成果获得满足感，从而获得内心的平静和心绪的稳定，进而有更好的状态去学习和生活（图 12-7）。

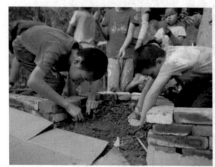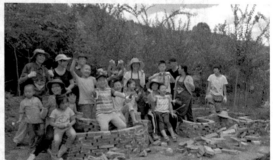

图 12-7　田地劳作

2. 中午

蔬菜采摘和烹饪。

3. 下午

通过浇水、种植等园艺劳作，制作昆虫旅馆，了解生命与生命之间的关系，同时反思自身的成长与周围人的关系（图 12-8）。

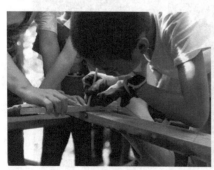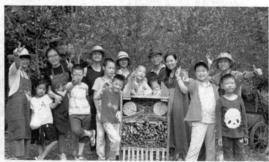

图 12-8　园艺劳作

（四）第四天：学习你好

1. 上午

在森林里完成任务卡学习（数字学习、颜色认知、语文写作、单词记忆等）
（图 12-9）。

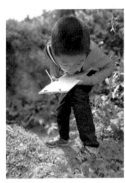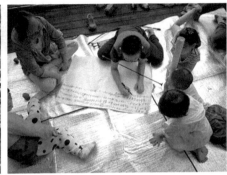

图 12-9　任务卡学习

2. 下午

森林联欢会，每个人将自己在森林里所受到的启发通过艺术形式呈现，如舞
蹈、音乐、诗歌，在森林这个无言的"老师"面前，没有排名和压力，只有接纳
和欣赏，每个人互相鼓掌，互相赞美，重塑自信和活力（图 12-10）。

七、规则与要求

1）着装宽松，适宜运动，从衣服上先给自己松绑。

2）可以携带电子产品，可以使用，我们的目标是让参与者主动地将注意力转移。

3）携带足够的水，做好防晒、防虫、防蚊的准备工作，避免糟糕的意外发生，
造成体验感的中断。

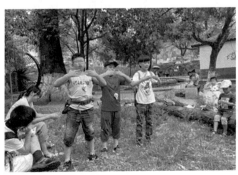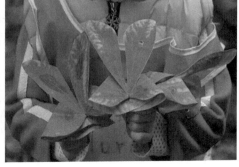

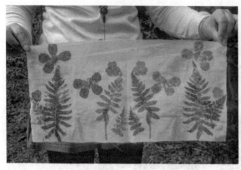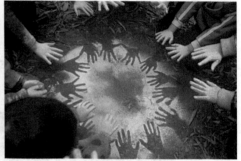

图 12-10　森林联欢会

八、森林疗养效果评估方法及结果分析

1）评估工具：评估量表。

2）评估结果：通过对比活动开始前的学习精神状态和活动结束后的学习精神状态，孩子们的专注力和学习激情得到了显著提高。

九、提示与建议

1）森林有疗愈身心的切实效果。无论是科学层面的，负氧离子、芬多精、萜类物质、森林明暗度透光率、海拔、压强、生物电释放、水流抚触等因素，还是主观上的心理暗示，森林切切实实让走进它的人获得了很好的放松效果。

2）当精神状态和情绪状态为正向的时候，思考能力和执行能力才会是正向输出，而且形成学习—成就—学习的良性循环。

3）森林里的资源相当丰富，如何让这些资源和疗养活动结合，是需要继续深思和探索的重点方向。每种资源都有自己的特性，如孩子天性爱水、女生天性爱花、男生天性爱爬树等，如何优化配置是课程编排的技巧。

4）跨学科的相互渗透是为了让疗养的效果更加理想，所以跨学科的学习和研究不仅是合理的，更是必需的，如心理学、教育学、生态学、植物学、医学、营养学、艺术学等。想要做好疗养师，必须苦练内功，多多实践积累经验，一切以做好疗养为目的，而不是为了做好学术而努力。

参 考 文 献

[1] 理查德·洛夫. 林间最后的小孩: 拯救自然缺失症儿童[M]. 自然之友, 王西敏译. 北京: 中国发展出版社, 2014.

[2] 约瑟夫·克奈尔. 与孩子共享自然[J]. 中国青年, 2000, (20): 29-31.

[3] 约瑟夫·巴拉特·康奈尔. 倾听自然[M]. 张立译. 北京: 东方出版社, 2017.

第十三章　我和森林有个约会
——社区独居老年人的森林疗养

一、活动简介

据统计，当前我国老年人口数量约占总人口数的 17%，并有不断增长趋势，心脑血管疾病、癌症和阿尔茨海默病已成为老年人群健康的三大杀手。阿尔茨海默病是发生在老年期及老年前期的以认知功能下降为特征的渐进性脑退行性疾病或综合征，主要表现为记忆、思维、分析判断、空间辨认和情绪控制等方面的障碍。目前我国患有阿尔茨海默病的人数保守估计有 1000 万人，65 岁以上人群发病率为 5%，80 岁以上发病率超过 30%。

森林能够提供丰富的多感官刺激环境，对神经（如抑郁、阿尔茨海默病）、免疫（如肿瘤）和内分泌类（如高血压、高脂血症）相关疾病都具有一定作用。同时，通过森林疗养中设置的课程，可以改善老年人的精神健康和认知功能，增强老年人的社会价值感，从而降低阿尔茨海默病的发病风险。

二、活动安排

1）时间：1 天。

2）地点：北京长峪沟森林疗养基地。

北京长峪沟森林疗养基地位于北京市密云区东邵渠镇，距离市区车程约 1.5h，基地占地 4000 亩，据 2016 年生物多样性资源调查，有维管植物 304 种，北京市重点保护野生植物 7 种，脊索动物 46 种，北京市一级重点保护野生动物 2 种，昆虫 138 种，自然资源非常丰富。基地森林覆盖率高达 95% 以上，含有丰富的负氧离子和芬多精，海拔 200～500m，步道坡度比较平缓，非常适合开展森林疗养活动。

3）对象：社区已退休的 60～65 岁独居老年人。

4）人数：10 人。

三、活动目标

通过 6 次疗程性森林疗养项目：作业疗法、运动疗法、食物疗法、认知疗法等，改变老年人不良的生活习惯，改善老年人的沟通、记忆、认知功能，预防阿尔茨海默病，丰富老年人生命活力，提升其生命质量和晚年的幸福感。

四、理论依据

（一）森林环境的绿视率

绿视率即绿色面积占视域面积的比例，森林具有较高的绿视率，森林的绿色视觉环境会给人的心理带来许多积极的影响，绿色环境能一定程度减少人体肾上腺素的分泌，降低人体交感神经的兴奋性，不仅使人感到舒适、惬意，有助于消除疲劳和精神压抑，还可使人体的脉搏恢复率提高 2～7 倍，脉搏每分钟明显减少 4～8 次，呼吸慢而均匀，血流减慢，血压稳定，心脏负担减轻，使人产生满足感、安逸感、活力感和舒适感[1]。

（二）森林环境的芬多精

芬多精是植物散发的一切杀菌物质的总称，也叫"植物杀菌素"，包含半萜烯、单萜烯和双萜 3 种主要成分，具有杀菌、抗霉和驱虫等保健特性，能增强人体神经系统的兴奋性和敏捷性，缓解人体紧张，可以使人在森林中得到放松，并且保持头脑清醒[2]。日本森林综合研究所对森林疗养的一项最新研究成果表明，吸入杉、柏的香味，可降低血压，增益大脑中的 α 波，稳定情绪。日本学者春山茂雄在 1955 年提出，大脑处于 α 波时，可分泌 β-内啡肽这种使人产生愉悦情绪的化学物质[3]。

（三）森林环境的负氧离子

空气负氧离子能够调节神经系统功能，使神经系统的兴奋和抑制过程正常化。人吸入 $3.5×10^5$ 个/cm^3 负氧离子后，脑电波 α 波频率由原来的 10～11Hz，增加 20%；暴露在含 $7×10^5$ 个/cm^3 负氧离子空气中的大鼠，其由注射吗啡（<1.0mg/kg）引起的中枢神经抑制作用得到改善[4]。

（四）森林运动

一项2011年刊发在 *European Review of Aging and Physical Activity* 上的前瞻性的系统研究显示，体育锻炼可使阿尔茨海默病的发病风险降低 45%[5]。运动能够促进血液循环和呼吸功能，脑细胞由此可以得到更多氧气和营养物质供应，使得代谢加速，大脑活动越来越灵敏。另外，通过机体运动，可以刺激大脑皮质保持兴奋，从而延缓大脑衰老，防止脑动脉硬化。森林环境是典型的富氧环境，森林运动可以达到事半功倍的脑保健效果[1]。

（五）食物疗法

我们人体需要多种微量元素，其中，锂元素有稳定情绪的作用，是一种"情绪元素"。2007 年，发表在 *Expert Opinion on Drug Safety*（《药品安全专家意见》）（2018 年影响因子 3.22）上的一篇论文综合分析了锂的作用和安全性，并认为：锂治疗是一种很有前途的应对阿尔茨海默病的方法。刊发在 *NeuroMolecular Medicine*（《神经分子医学》）（2018 年影响因子 2.576）杂志的一篇论文同样也提到，锂治疗能够增加早期阿尔茨海默病患者血清中"脑源性神经营养因子"的浓度，改善认知能力。锂广泛存在于各种食物中，主要的食物来源是谷物和蔬菜，因此可通过增加谷物和蔬菜的摄入，增加体内的锂元素，预防阿尔茨海默病。

五、活动道具

1）农耕道具及工具：碾子、石磨、锄头、铁锹等。
2）其他道具：木质名牌、彩笔、收纳袋、蔬菜种子、测量量表。

六、活动设计

活动流程表见表 13-1。

表 13-1 活动流程表

时间	地点	项目	内容	备注
9：00～9：30	集合地	相见欢	森林疗养师简介森林疗养活动，并做自我介绍	
9：30～10：00	集合地平台	我想了解你	（1）森林疗养师和访客一对一面谈，掌握访客当前的身心健康情况、疗养需求，并做简单的血压检测 （2）未进行面谈的访客填写简式情绪状态量表	身体不适者不建议参加活动
10：00～10：20	森林步道	五感漫步	进行简单的身体拉伸后，学习腹式呼吸的方法，尝试在漫步时调整呼吸，并打开视、听、触、嗅、味五感系统，感受自然的美好，愉悦身心。同时，可捡拾一些自己喜欢的自然物	
10：20～12：00	森林人家	回到激情燃烧的岁月	漫步至森林人家，由当地居民讲解当地的农耕文化，演示碾子、石墨及其他农耕工具的使用方法	
12：00～13：00	森林人家	森林午餐	定制少油少盐、富含膳食纤维、营养均衡的健康午餐	
13：00～13：30	柿子乐园	落叶浴	可在落叶中平躺小憩，也可在落叶中练习腹式呼吸，享受森林的静谧与美好，让身心得到放松与休息	
13：30～16：00	山楂课堂	森林里的故事	漫步至山楂课堂，利用自己捡拾的自然物创作一个故事，要求故事内容与森林相关，有故事名称、人物、故事情节及环境，并与他人分享	

续表

时间	地点	项目	内容	备注
16：00～16：30	山楂课堂	森林里的约定	（1）森林疗养师与访客一对一面谈，回顾今天活动中学习到的健康知识和建议，帮助访客改变不良的生活习惯：调整饮食结构，多参加集体活动和运动 （2）集体分享本次森林疗养活动，提出对下一次活动的期待和建议，共同约定下一次的约会时间 （3）活动结束后，填写简式情绪状态量表、森林疗养体验者满意度评分表	

（一）活动一：相见欢（30min）

1. 活动目的

活动前破冰，使访客对森林疗养、森林疗养师以及彼此有初步的了解，减少团体成员的距离感，并初步连接自然。

2. 活动内容

1）森林疗养师简介森林疗养活动，并做自我介绍。

2）访客为自己取一个自然名，并介绍自然名的意义。

（二）活动二：我想了解你（30min）

1. 活动目的

掌握访客当前的身心健康情况、疗养需求，保障访客的生命安全，排除不适合参加此次活动的访客[如血压（含药物控制后）≥180/110mmHg 者不建议参加此次活动]。

2. 活动内容

1）森林疗养师和访客一对一面谈，掌握访客当前的身心健康情况、疗养需求，并做简单的血压检测。

2）未进行面谈的访客填写简式情绪状态量表。

（三）活动三：五感漫步（20min）

1. 活动目的

帮助访客进一步亲近、连接自然，调动所有感官系统，放松和愉悦身心。

2. 活动内容

进行简单的身体拉伸后，学习腹式呼吸的方法，尝试在漫步时调整呼吸，并打开视、听、触、嗅、味五感系统，感受自然的美好，愉悦身心。同时，可捡拾一些自己喜欢的自然物（图 13-1）。

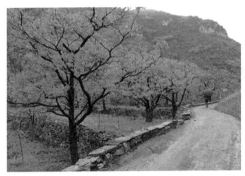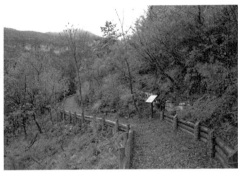

图 13-1　五感漫步步道

（四）活动四：回到激情燃烧的岁月（100min）

1. 活动目的

充分调动和挖掘老年人对自己年轻时代的记忆，在农耕活动中锻炼身体，增加成员间交流、协作的机会，并在农耕活动中体验和收获成就感、价值感（图 13-2）。

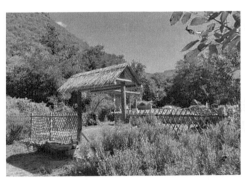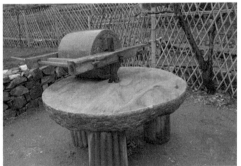

图 13-2　特色设施

2. 活动内容

1）在当地居民指导下的农作物播种活动：种植当季蔬菜。

2）回顾和分享往昔峥嵘岁月的故事。

（五）活动五：森林午餐（60min）

1. 活动目的

帮助访客建立健康的饮食理念，改变日常生活中不良的饮食习惯，特别增加有助于预防阿尔茨海默病的微量元素餐食，从饮食上预防疾病的发生。

2. 活动内容

特别定制少油少盐、富含膳食纤维、营养均衡的健康午餐，搭配在基地采摘的野生酸枣、核桃，补充人体所需的微量元素，特别是增加体内的锂元素，预防阿尔茨海默病。

（六）活动六：落叶浴（30min）

1. 活动目的

身体休整，学习运用腹式呼吸改善日常生活中的失眠问题。

2. 活动内容

在落叶中平躺小憩，也可在落叶中练习腹式呼吸，享受森林的静谧与美好，让身心得到放松与休憩。

（七）活动七：森林里的故事（150min）

1. 活动目的

充分激发和挖掘老年人的创造力，活跃大脑，延缓大脑的衰老，增进老年人的社交健康。

2. 活动内容

漫步至山楂课堂，利用自己捡拾的自然物创作一个故事，要求故事内容与森林相关，有故事名称、人物、故事情节及环境，并与其他人分享。

（八）活动八：森林里的约定（30min）

1. 活动目的

帮助访客建立自我健康管理观念，了解访客此次活动的收获，以及对下一次活动的期待，为下一次活动方案的制定进行有针对性的准备。

2. 活动内容

1）森林疗养师与访客一对一面谈，回顾今天活动中学习到的健康知识和建议，帮助访客改变不良的生活习惯：调整饮食结构，多参加集体活动和运动。

2）集体分享本次森林疗养活动的收获，提出对下一次活动的期待和建议，共同约定下一次的约会时间。

3）活动结束后，填写简式情绪状态量表、森林疗养体验者满意度评分表。

七、规则与要求

1）森林疗养是一种增进健康的替代性疗法，但不能取代药物治疗，心脑血管疾病、高血压、糖尿病患者依然需要在医生建议下按时服药，在进行森林疗养活动前，如果感到身体不适，可退出本次活动。

2）如有对森林环境的花粉、阳光（紫外线）、蚊虫叮咬过敏史，或其他重大疾病史，需在参加活动前说明，森林疗养组织者有权劝退不适宜参与此次活动的体验者。

3）请穿着宽松、舒适的衣物、运动鞋。

4）活动过程中可根据自己的健康和安全量力参加，如有不适，可以随时与森林疗养师沟通。

5）活动可能会根据个别访客的身体情况、天气情况进行微调，如活动当天遇到极恶劣天气，活动可能改期进行。

八、森林疗养效果评估方法及结果分析

（一）简易智能精神状态检查量表

该量表是国内外应用非常广泛的认知筛查量表，内容覆盖定向力、记忆力、注意力、计算力、语言能力和视空间能力，用于评定访客在 6 次森林疗养疗程前后的认知改善程度。

（二）简式情绪状态量表

简式情绪状态量表（brief profile of mood state，BPOMS）是近年来评价心境的新型量表，其将情绪状态量表（POMS）的 65 个项目精简为 30 个，该量表主要用于评定访客每次森林疗养课程前后的心境变化，如紧张、生气、疲劳、困惑/抑郁、活力情绪。

（三）森林疗养体验者满意度评分表

用于评定访客每次森林疗养课程后的满意度。

参 考 文 献

[1] 周彩贤, 南海龙, 马红, 等. 森林疗养师培训教材: 基础知识篇[M]. 北京: 科学出版社, 2018.
[2] 薛静, 王青, 付雪婷, 等. 森林与健康[J]. 国外医学(医学地理分册), 2004, (3): 109-112.
[3] 李卿. 森林医学[M]. 北京: 科学出版社, 2013.
[4] 刘雁琪, 张启翔. 森林公园静养区景观建设相关问题探讨[J]. 河北林业科技, 2004, (1): 24-26.
[5] Kujala U M. Physical activity, genes, and lifetime predisposition to chronic disease[J]. European Review of Aging and Physical Activity, 2011, 8(1): 31-36.

第十四章　以集体叙事的放松回应创伤，重塑希望——一例失独老人的森林疗养活动

一、活动简介

人的一生中可能会遇到人生议题的重大挑战，如"丧失"，失去我们挚爱的亲人。而对于家中唯一的子女不幸离世的"失独老人"，他们正在经历着"丧子"的巨大创伤，不能期待孩子再回家。随着年龄的增长，这些失独老人身体机能逐渐下降，部分老人可能患有一些身心疾病，自我价值感降低，孤独感增加，部分老人恐惧死亡、出现表达障碍，是需要整个社会关注、关爱的群体。同时，我们也看到他们具有丰富的人生经验和经历挫折挑战的大智慧，时间也较充裕、灵活，也很适合通过开展森林疗养活动进行身心放松、组内互助和自我赋能。

二、活动安排

1）时间：周六上午，2019 年 9 月 7 日起，共四次（也可调整内容进行单次活动）。

2）地点：百望山森林公园。

优势：百望山森林公园位于北京市颐和园北 3km 处，是离市郊最近的森林公园，交通非常便利。占地200hm²，京密引水渠绕山而过，乔木、灌木交错，植被覆盖率达 95%以上。地处温带季风气候，负氧离子、芬多精含量高。园内各种步道、小区域建设完善，很适合开展森林疗养活动。

劣势：静坐平台距离正门（东门）较远，可以考虑从北门进入。

3）对象：50 岁以上的失独老人，夫妻可共同参加。初访中发现严重身心、精神疾病的老人将不能参加。

4）人数：6～8 人。

5）经费：2000 元。

三、活动目标

希望通过四次森林疗养活动（也可对内容稍作调整进行单次森林疗养活动）

使得失独老人更好面对"失独"创伤，过上更有质量的老年生活，具体目标如下。

1）提高失独老人身体自然疗愈能力。

2）提升失独老人自我价值感。

3）发掘失独老人社会支持系统，提升其社交能力。

4）对失独老人进行自我赋能，使其学会应对挫折的技能。

5）形成活动结束后的失独老人互助支持小组。

四、理论依据

森林疗养活动从林学和医学角度已被论述或者证实具有包括疾病预防、治疗、康复和保健等多种疗效[1]。同时，作为一名叙事心理咨询师，笔者对将心理治疗技术应用在森林疗养活动中进行了一些探索。此次课程设计将叙事心理治疗的理论和技术运用在森林疗养中，同时结合其他森林疗养活动，以期实现失独老人能够更好应对"失独"创伤，过上更高质量老年生活的活动目标[2]。

叙事疗法作为一种后现代心理治疗技术，它摆脱了传统上将人看作问题的治疗观念，在来访者和咨询师的合作下，通过"问题外化""寻找例外""见证"等一系列技术，发掘当事人潜在的能力、才华和资源，从而达到创造一个对来访者积极的、新的描述的目的，使人变得更自主、更有动力。同时，叙事心理治疗在团体治疗应用中也有很多很有效的方法，如见证技术、"生命之树"、"生命之林"、故事疗愈等，可以在某方面同质的团体中营造情感共鸣、技能分享、相互支持、面对挑战的氛围[3-6]。

五、活动道具

制作自然名牌材料、绘画材料、瑜伽垫、薄毯、音箱、茶具、保温壶等（具体视每次森林疗养主题而定）。

六、活动设计

（一）第一次活动（导入）

1. 时间

2019 年 9 月 7 日 9：30～11：40。

2. 目标

1）利用森林中的疗愈因子唤醒五感，恢复身体机能。

2）增加团体融入感、信任感。

3. 活动流程

活动流程见表 14-1。

表 14-1　活动流程

活动时长	分项目目标	分项目内容	物料准备
20min	1. 到达疗养地 2. 增加对环境的融入感	止语散步，观察环境	无
30min	1. 破冰，增加团体融入感 2. 提高参加活动的兴趣	自然名牌制作和分享	空白自然名牌、水彩笔等
70min	1. 对生命意义和能量的探索 2. 增加团队黏合力和信任感	课程一：我生命中的一棵树及 森林艺术装置制作	大一点的地垫，一次性的 也可
30min	1. 培养自我表达能力 2. 建立视野外扩能力	分享关于此次活动的感受	无

（二）第二次活动（进行）

1. 时间

2019 年 9 月 14 日 9：30～11：40。

2. 目标

1）恢复身体机能。

2）更好地面对"丧失"问题，获得外在支持。

3. 活动流程

活动流程见表 14-2。

表 14-2　活动流程

活动时长	分项目目标	分项目内容	物料准备
20min	1. 到达疗养地 2. 五感打开	止语散步，观察环境	无
10min	1. 体能恢复 2. 记忆唤醒	森林冥想	瑜伽垫、音乐设备、薄毯
70min	1. 情感共鸣 2. 重新认识自己应对"丧失"的能力 3. 向同伴学习其他的技能	课程二：彼此最好的见证	纸、笔
30min	1. 巩固收获 2. 培养视野外扩能力和表达能力	分享关于此次活动的感受	无

（三）第三次活动（进行）

1. 时间

2019 年 9 月 21 日 9：30～12：00。

2. 目标

1）提高身体自然疗愈能力。
2）发掘自身潜能。

3. 活动流程

活动流程见表 14-3。

表 14-3　活动流程

活动时长	分项目目标	分项目内容	物料准备
20min	1. 到达疗养地 2. 五感打开	止语散步，观察环境	无
20min	培养团队成员信任感	信任行走	眼罩
60min	1. 寻找内在力量 2. 探索支持系统	课程三：绘制自己的生命树	彩笔、纸
30min	1. 培养自我表达能力 2. 建立视野外扩能力	分享关于此次活动的感受	无

（四）第四次活动（收尾）

1. 时间

2019 年 9 月 28 日 10：00～12：00。

2. 目标

1）自我赋能。
2）分享总结。

3. 活动流程

活动流程见表 14-4。

表 14-4　活动流程

活动时长	分项目目标	分项目内容	物料准备
20min	1. 到达疗养地 2. 五感打开	在森林疗养师的带领下止语散步，观察环境	无
20min	1. 增加团体融入感 2. 记忆唤醒	分享上次活动后自己的变化	无

续表

活动时长	分项目目标	分项目内容	物料准备
30min	开启一种新技能	茶艺制作	茶具、茶叶、热水、纸巾等
20min	自我赋能	能量注入冥想（未来信心）	瑜伽垫、音乐设备、薄毯
30min	1. 巩固活动收获 2. 分享总结	分享关于森林疗养的感受和对未来的畅想	无

（五）备注

如果只有一次森林疗养活动，可以选择独立使用第二次或第三次活动设计（内容稍作调整）进行。如果条件允许，采用四次活动为一个完整疗程可达到更好的疗愈效果。重点活动项目设计如下。

1. 课程一：我生命中的一棵树及森林艺术装置制作

（1）每人止语独行，和其他人相隔 2m 以上，打开五感和玩心，走 100m 左右的距离

1）独自找一方天地，静默、独自、自由地和一棵树相处。

看它（安全的话，拥抱它、听它、闻它，踩草和土，也可以躺下看云，睡觉或者随意书写）。

可以紧靠着它，想象自己就是这棵树，想象它生根之处，经历的一天、岁月、风霜、阳光和雨露。

我和这棵树的相同之处是什么？

如果心中对这棵树说一句话，会是？

心中对自己说一句话，会是？

2）用手机拍至少一张照片或者录一段听到的声音或者视频。

3）带 1～3 项物品回到小家。

（2）集体分享刚才与树独处的感受以及启发

（3）森林装置艺术

1）集体用所带回物品静默创作。

2）命名及拍照留念。

3）说明创作理念。

4）全体分享。

5）场地恢复。

2. 课程二：彼此最好的见证

每个人思考并分享以下问题。

1）当孩子离开时，你的心碎了，是什么样的力量或者信念让你虽然很艰难但是却从这巨大的悲痛中走出来一直到现在？

2）为了重新振作起来，你都做了什么？

3）你如何评价那个尽管很难但依然走出来的自己？

其他人的见证分享。

1）当他/她讲述自己的生命故事的时候，哪句话最打动你（原话或原词）？

2）当听到这句话时，你的脑海中出现了怎样的场景/画面？

3）你由此想到了关于自己的什么事？

4）做了上面的分享后，你觉得自己在哪些方面有些不同了？

3. 课程三：绘制自己的生命树

此课程为第一次活动中"我生命中的一棵树"的升华版。使用了树的象征意义——有力、有支持、有希望的全新的自己。

（1）讨论自己印象中最喜欢的一棵树的特点和形象

（2）绘制自己的生命树（图和关键字）

a. 树根

从哪里来（城市、村庄）？

家庭的历史？谁教会你最多？

在家最喜欢什么地方？

家乡有什么特别的地方？

b. 树干

自己拥有的技能（生活或其他方面）：行为能力、品质、价值观等，什么时候学会的？从谁那里学会的？当时是怎样的情境？

这些技能对自己的重要性，为什么？如果觉得自己想不出来自己有什么技能，也可邀请同伴分享对自己技能的看法。

c. 树枝

希望、梦想、对未来的愿望。

d. 树叶

很重要的一个人（或者已经去世）。

和他/她在一起时，有怎样的快乐时光？

他/她在哪方面对你来说很特别？

他/她喜欢你记住他们的方式吗？

e. 果实

从别人那里得到的礼物（物质、仁慈、关心、爱护等）。

你认为这个人为什么给你这个礼物？

他们欣赏你的哪方面才会促使他们这样做呢？

你认为你在他们的生命中起到了什么样的作用？

（3）如果有条件，将大家的生命树放在一起形成生命林，并请成员分享自己的生命树的故事，并给生命林命名

七、规则与要求

1）初次访谈中，特别关注访客的身体状态及是否用药等情况。

2）森林疗养师（心理咨询师）只做活动的引导，森林疗养师和访客均需要保持价值中立，不评判。

3）访客全程参与，不得因为个人见解不同而发表不当言语和发生身体冲突。

4）除准备常规医药和急救设备之外，根据访客个人情况提醒自带药品。

八、森林疗养效果评估方法及结果分析

（一）评估工具

量表和访谈。

（二）评估结果

每次活动前后都会进行评估，对每个访客给出森林疗养效果评估报告。从量表和访谈结果可以看出，本课程对于失独老人缓解压力、更好面对创伤、提高自我价值感和社交能力均达到了比较好的效果。

九、提示与建议

（一）提示

1）如遇不适合进行森林疗养活动的天气，可延期举行，时间另行通知。

2）每次活动预计 2.5h，根据具体情况做出调整，可能会多于 2h，但一定控制在 3h 以内。

3）由于访客的特殊性，活动过程中必须由经验丰富的心理咨询师兼森林疗养师带领。

4）第四次活动比前三次少了 30min，需要在第三次活动结束的时候告知，让访客逐渐接受活动即将结束的离别。

（二）建议

除助理外，如条件许可再配一名助理森林疗养师，可提供更细致周到的服务。

参 考 文 献

[1] 南海龙, 刘立军, 王小平, 等. 森林疗养漫谈[M]. 北京: 中国林业出版社, 2016.
[2] 周彩贤, 南海龙, 马红, 等. 森林疗养师培训教材: 基础知识篇[M]. 北京: 科学出版社, 2018.
[3] 李明. 叙事心理治疗[M]. 北京: 商务印书馆, 2016.
[4] 迈克尔·怀特. 叙事疗法实践地图[M]. 李明, 党静雯, 曹杏娥译. 重庆: 重庆大学出版社, 2011.
[5] 大卫·登伯勒. 集体叙事实践: 以叙事的方式回应创伤[M]. 冰舒译. 北京: 机械工业出版社, 2015.
[6] 娜妲莉·高柏. 心灵写作: 创造你的异想世界[M]. 韩良忆译. 台北: 心灵工坊, 2016.

附录

设 计 后 语

在笔者的森林疗养师成长道路上，有很多给予我指导与陪伴的老师和小伙伴。其中，那个对我最重要的人就是一真老师，她既是一名森林疗养师导师，也是一名资深心理咨询师。最重要的是，她是一位谦卑、仁慈、真诚的人。她在森林疗养师培训上带我们做的活动，是可以一直走到每个人内心深处的。而"我生命中的一棵树"使每个学员得以看到自己的生命力和所拥有的能量。

在我心理咨询师的成长道路上，也遇到了一位重要的人，那就是叙事流派的李明老师，老师同样也拥有很高的造诣。他也是一位谦虚、包容、博学的老师。因为他的指引，我学叙事、用叙事并深爱叙事。叙事有很多的技术和让人感到温情的部分，而"生命之树""生命之林"技术放在森林疗养的环境中最合适不过。

于是，将叙事和森林疗养结合就是一件我很想做的事情，内心酝酿很久，今天终于完成方案设计，下一步，稳稳踏实地去实践、去调整，让它成为美好、有效的一件事。

心灵之光是一盏灯，将所有人指向一个地方，温暖、抱持而安宁。

第十五章　与森林疗养的初次相遇

一、活动简介

森林疗养源起于德国，经韩国、日本的发展，传入我国台湾后发展良好，近些年，我国各地掀起了森林疗养的学习推广热潮。森林疗养是一个新兴的概念，正处于科研学习中、不断创新的中坚力量——在校大学生，他们对于森林疗养的发展起着重要推动作用。经过学校的理论学习，他们对森林疗养形成初步认知，但实际体验不足，同时具有浓厚兴趣。针对这一现象以及需求，设计一系列森林疗养活动，有助于学生进一步体验森林疗养操作过程，感受森林疗养的魅力，进而使其更深地理解森林疗养。

二、活动安排

（一）时间

2019 年 6 月 9 日（周日）8：00～12：25。

（二）地点

北京西山国家森林公园。

北京西山国家森林公园位于海淀区，是距北京城区最近的国家级森林公园。公园植物为温带夏绿阔叶林，现有植物共计 517 种，园内不同树种的混交林，形成了四季分明、风景秀丽的森林景观。公园内掇山理水，水景丰富，形成集瀑布、跌水、溪流、湖面为一体的综合性山水景观。公园内已建成森林浴场、自然观察径等集森林健康休闲、自然教育、养生旅游等于一体的森林综合休闲区，茂盛的森林和湿润洁净的空气为体验者提供了丰富的负氧离子和芬多精，成为天然森林氧吧。森林公园的历史文化浓厚，历史古迹分布广泛，展现了独特的西山人文历史景观。

（三）对象

本次访客为城市林业专业的大二在校生，对森林疗养理论已有初步接触，经过课程理论的学习，对森林疗养的实际操作充满好奇，想要进一步体验森林疗养操作过程，感受森林疗养的魅力。

三、活动目标

通过体验森林疗养活动，切身体会森林疗养的实际开展特点，了解其实际操作过程，将理论知识与实际结合，探索森林疗养活动的最佳方法。同时通过森林疗养活动，达到使访客们修养身心、愉悦心情、舒缓压力的效果，增进同学之间的交流、友谊，增强相互之间的理解。

四、理论依据

森林疗养可以影响人体的健康，主要是因为森林环境的刺激通过人体感官产生压力、情绪等影响，作用于大脑而对人体的生理放松、免疫系统以及内分泌系统产生积极作用，进而影响人体健康。在生理放松方面，主要有利于降低前额叶脑活动、心率、血压而达到放松的效果；免疫系统方面，能够有效地提高人体自然杀伤细胞活性，促进抗癌蛋白穿透细胞膜的穿孔素和颗粒溶素的释放及颗粒酶A/B 的表达，可能有预防癌症产生和延缓发展的作用；内分泌方面，可以降低尿中肾上腺素和（或）去甲肾上腺素以及唾液皮质醇、唾液淀粉酶水平[1-6]。

森林静息与森林散步作为森林疗养课程必选项目，是森林疗养活动的基础活动。森林静息包括坐观、冥想、身体扫描三种活动类型，根据现场特点，开展坐观、冥想的森林静息活动；森林散步时可开展毛毛虫活动，来进行疗愈。研究显示，水作为森林景观中重要的因素，不仅能够丰富环境，还可以舒缓心情，缓解压力，增加恢复力，并且水声作为自然声音，同样具有恢复力。所以大量的水体验，不仅能够丰富活动，更好地打开五感，还可以增加森林疗愈力。脚部穴位众多，赤脚体验，不仅能够对脚踝、膝盖、椎关节起到减震、减少关节损伤的效果，更能对脚部疾病起到一定的辅助治疗作用。赤脚体验不仅体验新鲜，同时能够直接接触自然，国外赤脚活动丰富，符合疗养形式设计。

五、活动道具

本次疗养活动利用手机 App 体检宝、森林疗养师记录纸、满意度问卷进行客观记录。利用木片、干花、香包、眼罩作为活动道具开展活动。

六、活动设计

活动设计见表 15-1。

表 15-1　活动设计

时间	课程设计	活动简介	适合地点
8：00～9：30	前期咨商	森林疗养师对访客的个人情况进行了解、记录	门口小广场树荫下/游客服务中心
8：00～9：30	制作名牌	取自然名、设计名牌	门口小广场树荫下/游客服务中心
9：30～9：40	自我介绍	自然名介绍	门口小广场树荫下
9：40～9：42	疗养线路说明		门口导览图处
9：42～9：45	热身运动		门口小广场
9：45～10：00	瀑布浴	攀登瀑布，感受水滴拂面、亲水	门口瀑布、叠水溪流区以及到达浴场途中
10：00～10：15	临水冥想	听着瀑布的水声，放空冥想	瀑布下
10：15～10：17	抚摸桃木	摸桃树枝，听森林疗养师讲解桃木传说	
10：17～10：30	亲水活动	踩水、摸水	跌水处
10：30～10：50	森林坐观	面临喷泉，坐观水柱与树林	花溪喷泉
10：50～11：00	赤足正念体验	赤足走在柏油马路上，感受地面的触感	消防道路
11：00～11：10	香囊制作		森林大舞台
11：10～11：30	毛毛虫		森林步道
11：30～11：45	重拾童年	跷跷板、秋千	森林浴场
11：45～11：55	“我的树”		森林浴场
11：55～12：25	总结分享	总结回顾，分享。测相关身体指标	森林浴场
12：25	自由活动		

（一）课程一：瀑布浴

访客们站在瀑布下面，听着水流落下的哗哗声，闻着水的特殊味道，微风吹过，水滴落在脸庞、手臂等皮肤表面，刺激神经系统，让人身心凉爽舒适。从听、嗅、触、视四个感官感受自然，放松自我（图 15-1）。

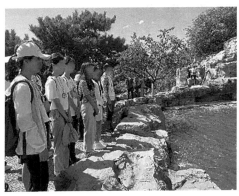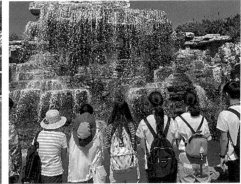

图 15-1　瀑布浴

（二）课程二：临水冥想

在天然的水声、高浓度负氧离子的瀑布环境下，访客们跟着森林疗养师的引导语进行冥想，放松自我，提升专注力，把烦恼苦闷和压力抛掷脑后（图 15-2）。

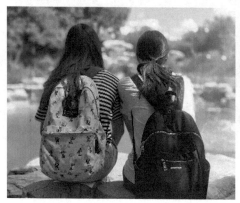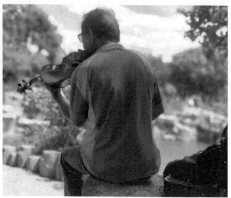

图 15-2　临水冥想

（三）课程三：亲水活动

公园内放水时间，水景较多，在汀步处，访客脱掉鞋袜，走在水中，感受水流的冲力、凉爽的温度，并利用德国水疗的方法，进行高抬腿的缓步行走。用手轻拂水面，唤醒内心对自然的向往，帮助打开感官，能够充分享受自然（图 15-3）。

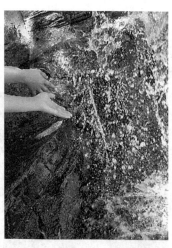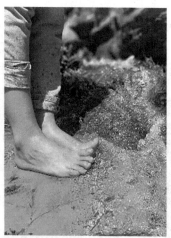

图 15-3　亲水活动

（四）课程四：赤足正念体验

柏油路经过上午阳光的直射，温度适中，光脚走在上面，不仅找回了幼时光着小脚丫到处跑的欢乐时光，同时经过正念的行走，可以集中注意力，缓解脚部问题，预防脚踝、脊椎因压力而受损（图15-4）。

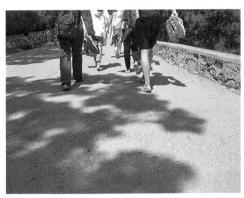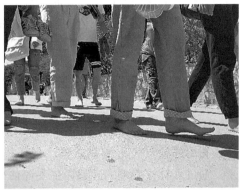

图 15-4　赤足正念体验

（五）课程五：香囊制作

活动开展期间，时值端午节，根据我国传统文化习俗，端午节制作香囊有驱虫辟邪的寓意，所以特别设计了香囊制作的活动，干花的丝丝香气，让访客们心情愉悦，访客们可将亲手制作的香囊挂置于书包上、腰间（图15-5）。

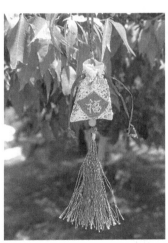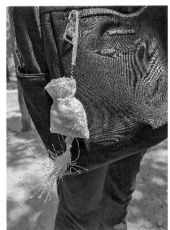

图 15-5　香囊制作

七、规则与要求

活动准备期间，提前踏查现场，确定路线与场地，设计课程活动后购买相关活动材料。及时与访客沟通，确定活动时间与目标，买好人身意外保险，温馨提示访客穿着等信息。

实施过程中，及时关注所有访客的情绪变化以及身体状态，确保课程活动的顺利进行，如遇突发情况，随时调整处理。

注意事项：在保证安全的前提下，引领访客进行疗养活动，及时根据环境的变化，调整方案，确保访客的体验效果。

八、森林疗养效果评估方法及结果分析

（一）评估工具

利用体检宝 App 测量血压、心率。

通过森林疗养师的观察，主观评估来访者的感受。

通过来访者的问卷调查，对森林疗养活动进行评估及改进。

（二）评估结果

1. 生理指标

森林疗养开始前，对每位访客进行血压、心率测量，活动结束后再次测量相关数据，通过总结分析，可以看出活动前测量的高压的平均值为 127mmHg，森林疗养活动后测量的数据平均值为 120.875mmHg，低压相比之下降低 3mmHg，心率降低 3 次/min（图 15-6），虽然前后测量差异不显著，但总体呈降低趋势，说明本次森林疗养体验活动起到了降低血压、心率作用，达到了促进生理健康的效果。

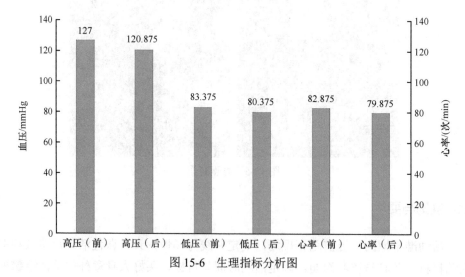

图 15-6　生理指标分析图

2. 森林疗养师记录情况

根据森林疗养师的前期咨商记录情况与活动结束后的回顾，将其中的"身体状况、现在的情绪、健康程度"分值化，分析总结出，访客自我评价的身体状况评分在活动后提高，情绪得到缓解，健康程度的评分显著提高（图15-7）。

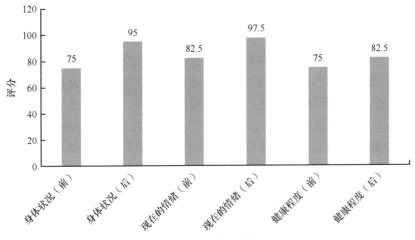

图 15-7　心理指标分析图

3. 活动观察

通过活动期间对访客的观察，可以发现，活动前访客由于睡眠不足、天气闷热等情况，表现较萎靡、松散，看起来有些疲惫。活动期间，临瀑布而静思、观喷泉、踩水等亲水活动让访客感到凉爽舒适，打开五感，振奋精神。闻花香制作端午香囊，访客们兴趣盎然，满脸兴奋。赤足走在温暖的柏油路面，找寻儿时光脚遍地跑的经历，刚开始访客有些不好意思，慢慢便习惯并喜欢上光脚体验，感受自然的触感。看到秋千、跷跷板的惊讶，"毛毛虫"的仔细，"我的树"的郑重……活动期间，访客们全身心投入，享受着本次森林疗养活动体验，活动结束时表现得恋恋不舍，充分体现出了本次活动的效果，虽然半天的疗养活动对生理指标的疗养效果并不显著，但是访客们从心理上却是得到了显著的舒缓。考试的压力、与他人相处的问题等困惑，在这半日都得到了遗忘，做到了偷得浮生半日闲。最后总结时，访客们表示希望时间再长一些，表达了下次会积极参加森林疗养活动的想法。

4. 满意度问卷

活动结束后，请访客做满意度调查问卷。所有访客对本次活动的评价全部在满意或者非常满意两个等次，表示非常期待下次的森林疗养体验活动；对于最喜欢的活动类型，瀑布浴及香囊制作的呼声最高；活动中没有让访客感到不舒服的环节。对于改进建议，访客们提出时长与内容可以再多一些等。

九、提示与建议

（一）提示

活动开始时直接在公园门口集合，部分访客因为交通等因素迟到，开始时间延迟，游客增多，导致活动期间干扰影响增加，对活动体验有所影响，课程的进行受到干扰，活动项目临时更改，活动结束时间延误，访客们自行吃午饭的时间约 14：00，一定程度上影响了体验感受，所以在时间、地点的选择上要充分考虑。

年轻人精力旺盛，好奇心重，更多倾向喜欢手工制作，有访客提出想要通过喊山来排解心中压力，但是环境条件不具备，或者活动特点与生态山林理念有争议，并没有开展，调整为"我的树"活动，但效果一般，可以继续开发适合他们的类似课程活动。

（二）建议

前期与访客沟通，时间定为半天，结束后访客表示未尽兴，下次应提前做好延长课程安排。

前期咨商的内容可以考虑在活动前以电子问卷形式提前了解，减少占用活动时间，并根据女生的生理特点，设计可以开展的亲水活动。

参 考 文 献

[1] 李卿. 森林医学[M]. 北京: 科学出版社, 2013.
[2] 刘华亭. 森林浴: 绿的健康法[M]. 台北: 大展出版社有限公司, 1984: 125-127.
[3] 徐启佑. 森林浴: 最新潮的健身法[M]. 台北: 台湾造林事业协会, 1984: 15-18.
[4] 张艳丽, 王丹. 森林疗养对人类健康影响的研究进展[J]. 河北林业科技, 2016, 6(3): 86-90.
[5] 南海龙, 刘立军, 王小平, 等. 森林疗养漫谈[M]. 北京: 中国林业出版社, 2016: 6-175.
[6] 程希平. 森林, 有关人类的九大功能[J]. 森林与人类, 2015, (9): 28-33.

第十六章　森林疗养助力高校师生轻松走进新学期

一、活动简介

多数高校教师和研究生在暑假期间也会继续科研工作,没有完全放松和休息。在新学期开始的前一天,招募部分教师及其研究生参加一次森林疗养体验活动,旨在让森林环境富有的负氧离子、芬多精和高绿视率等因子帮助师生释放压力,放松身心,从森林中汲取能量,精力充沛地走进新学期。希望参与活动的师生能够领悟体验活动中传递的健康生活理念,使他们能够在繁忙的工作之余,经常走进森林,汲取森林无私馈赠的能量。

二、活动安排

1)时间:2019 年 8 月 18 日。

2)地点:牡丹江三道关国家森林公园。牡丹江三道关国家森林公园位于市区西北,距市区 20 多千米,公园总面积 8000hm^2。苍郁的原始森林层峦叠翠,凉爽宜人,幽雅恬静。多处山涧溪流和惟妙惟肖的山峰使其更添奇色。森林景观和园内古迹边城岭,共同形成了一个富有特色的旅游区。原始森林寻幽探胜,沉浸在绿色林海中,呼吸树木散发的天然气息,倾听水声鸟语、松涛虫鸣,有种世外桃源之感。森林中丰富的树种和充沛的溪水资源,为我们提供了一个富含芬多精和负氧离子的森林疗养环境。我根据过去三次来此旅游的经验和一次专门的实地踏查所进行的场地评估,分析植被、地形、气候、道路、文化古迹等综合因素,选择在此公园开展本次森林疗养活动。

3)对象:高校教师和研究生。

4)人数:8～10 人。

三、活动目标

通过为期一天以减压放松为目的的森林疗养活动,以及一些旨在增加团队合作意识的主题活动,引导体验者打开五感,充分融入自然,放松身心,并能把体验活动中的健康生活理念和方法带回到日常生活当中。

四、理论依据

1）利用森林中的芬多精、负氧离子、洁净空气对人体的修复与修补能力，多亲近自然，吸收自然氧气与其他物质，促进人体健康[1]。

2）通过打开五感，使体验者形成对空间人文、自然、场地精神的综合体验，产生多种多样的空间环境感受，而后形成意识并反作用于身体和心理，引导行为，调节神经和内分泌系统，达到辅助疗养的效果[2]。

3）森林环境对人的生理方面有放松和减压的作用，可以提高人体内的自然杀伤细胞数量，提高人体自身免疫力。植物体内的精气具有高生理活性，具有抗菌和抗肿瘤作用，可促进生长激素的分泌，对内分泌系统具有刺激肾上腺和甲状腺、抗糖尿病、降低血压、平衡各分泌系统之间功能的作用。森林环境中的空气负离子能促进高血压、冠心病和高脂血症等疾病的康复，具有促进血液形态成分与物理特性恢复正常的作用。森林环境中大量存在的空气负氧离子可以调节神经系统的功能，使神经系统的兴奋和抑制过程正常化，对失眠、神经衰弱有辅助治疗效果，同时，森林中的高绿视率会有效缓解视疲劳，并预防近视[2]。

五、活动道具

初始面谈表、结束面谈表、血压心率和肺活量记录表、活动满意度问卷、血压计、肺活量测量仪、眼罩、自然名牌、紫苏茶、桑叶茶、一次性雨衣、防水鞋套、瑜伽垫、急救包，同时为每一位体验者购买保险。

六、活动设计

活动准备阶段进行初始面谈，了解体验者的身体状态和体验目标（图16-1）。在到达森林公园后进行血压、心率和肺活量的测量与记录。

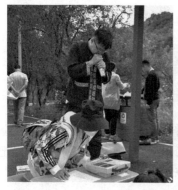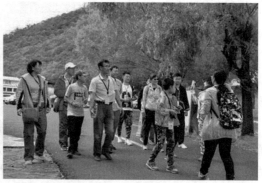

图 16-1　初始面谈

　　数据记录完成后，森林疗养师介绍森林疗养的作用和本次森林疗养的目的，提示注意事项，引导体验者制作自然名牌，并分享自然名的含义，完成破冰活动。

（一）课程一：森林慢步（30min）

　　要求全程止语，引导体验者打开五感，深度感受森林和亲近自然。这段路起始于公园入口，沿着林中溪水边的栈道走入公园深处。开始时路边游人较多，可以听到隆隆水声和游人的谈话声。通过一座桥进入对面的山林后，茂密的森林很快就挡住了游人说话声，水声渐小，耳畔是清晰的鸟叫和虫鸣。体验者在行走过程中观察、触摸、倾听林中自然景物，呼吸着林中清新的空气，慢慢打开五感，全身心地融入森林之中（图16-2）。

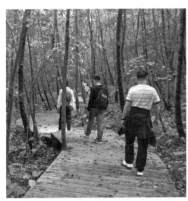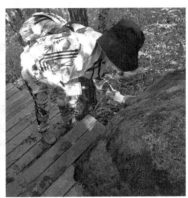

图 16-2　森林漫步

（二）课程二：我喜欢的一棵树（30min）

　　森林五感慢步30min后进入幽静的森林深处，引导体验者寻找一棵自己喜欢的树，并与树静静地相处一段时间。通过这项活动可以使体验者加深与自然的连接。随后让体验者引导蒙眼的同伴找到各自喜欢的树（寻找过程中止语），并分享对这棵树的感受（图16-3）。

（三）课程三：结识身边的芳香植物和药用植物（30min）

　　这片森林有许多天然的芳香植物和药用植物资源。森林疗养师在随后大约30min的森林慢步中为体验者介绍路旁的落叶松、红松、白桦、兴安杜鹃、五味子、青蒿、铃兰、野艾等芳香植物，并介绍苍术、黄精、山楂、桑树等林中常见药用植物及用法，让体验者能够识别林中常见植物，并了解它们的基本用法，希望体验者能够充分利用身边植物资源提高健康水平（图16-4）。

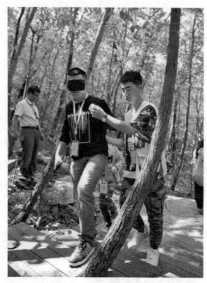

图 16-3 我喜欢的一棵树

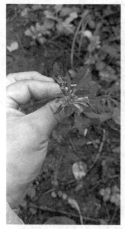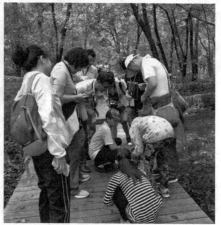

图 16-4 识别植物

（四）课程四：边墙广场的太极拳运动（30min）

公园中有始建于唐代的古边墙遗址广场，边墙纪念碑上镌刻的篆书，让体验者了解到边墙悠久的历史，同时也感受到时光的流逝。广场前有阶梯状的三层广场，周围浓荫覆盖，很适合进行集体运动。我们选择在拥有千余年历史的边墙边进行太极拳运动（图 16-5）。

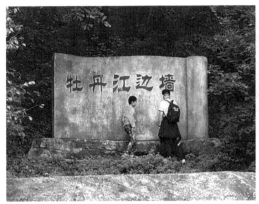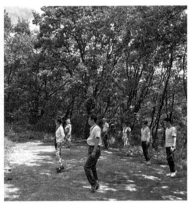

图 16-5 太极拳运动

（五）课程五：森林草本茶和午餐（30min）

森林疗养师为体验者准备了桑叶茶和紫苏茶，并向体验者简要介绍了这两种植物的作用、食用方法和适用的季节（图16-6）。桑叶具有降血脂、降血压、抗菌消炎、抗肿瘤、抗疲劳、抗衰老等作用；紫苏叶性温，味辛，对咳嗽、气喘、风寒感冒等有很好疗效，全株具有很高的营养价值。这两种植物都非常适合秋季食用。因为本次活动有三名教师子女同行，森林疗养师专门为他们准备了适合儿童秋季饮用的冰糖百合银耳茶。

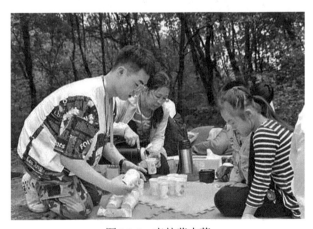

图 16-6 森林草本茶

（六）课程六：森林冥想（30min）

午餐后，森林疗养师引导体验者进行森林冥想，在森林环境中放松身心，调节身心平衡（图16-7）。

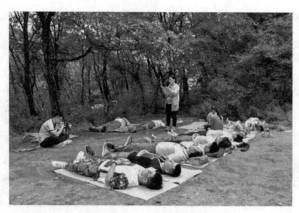

图 16-7　森林冥想

（七）课程七：攀登公园中著名景点"一线天"（60min）

"一线天"海拔 600 多米，是多数游客的首选景点。山路旁常有清泉涌流，林下盛开的山萝花和点缀其中的桔梗、野火球、歪头菜等野花，使山林更加秀丽多彩。登顶远眺，满目苍翠，景色宜人。在登山过程中师生相互鼓励，体会到登顶的喜悦和成就感（图 16-8）。

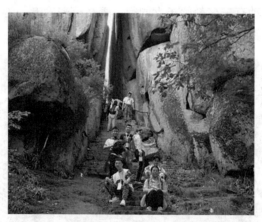

图 16-8　爬山

（八）课程八：信任走路——蒙眼毛毛虫（15min）

下山途中绿苔石海一段路相对平缓，适合进行蒙眼毛毛虫活动，体验者共同进行此项活动，可以借此加强团队的合作意识。

（九）课程九：大地艺术（30min）

在返回到公园入口的途中，体验者收集林中自然物，随后进行集体大地艺术绘画创作，并分享创作过程中的思考，以及参加此次森林疗养活动的感受（图16-9）。在分享环节，森林疗养师为体验者准备了当地当季的水果。在活动结束后遵循无痕山林的理念，将所有自然物归还森林。

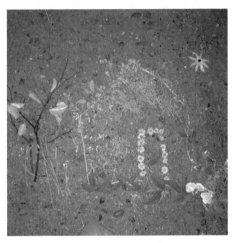

图 16-9　大地艺术

分享活动结束后再次测量血压、心率和肺活量，进行活动后面谈，并请体验者填写活动满意度问卷。

七、规则与要求

1）要求体验者按照森林疗养师的引导完成课程内容。
2）在活动过程中注意安全。
3）要求体验者不食用不认识的蘑菇和植物。

八、森林疗养效果评估方法及结果分析

1）评估工具：血压心率测量仪、肺活量测量仪和活动满意度问卷。
2）评估结果：体验者血压均有下降，心率略有提高，肺活量增加幅度较小。体验者对此次活动整体过程满意度较高，针对不同课程内容给予评价和中肯的建议。

九、提示与建议

（一）提示

体验者应注意防蚊虫叮咬，如有身体不适请及时告知。正式进山前提示体验

者遵守森林礼仪，尊重自然，敬畏自然，爱护自然。

（二）建议

　　体验者应将本次森林疗养活动中的饮食、运动等健康生活理念和方式带回到日常生活中。

参 考 文 献

[1] 王晓博, 周彩贤, 康宁, 等. 森林疗养产业发展规划实务: 北京的探索与实践[M]. 北京: 中国林业出版社, 2019.

[2] 周彩贤, 南海龙, 马红, 等. 森林疗养师培训教材: 基础知识篇[M]. 北京: 科学出版社, 2018.

第十七章 踏雪寻踪——北方冬季森林疗养活动探索

一、活动简介

杨绛先生说，人生最曼妙的风景，是内心的淡定与从容。当你厌倦了喧嚣浮躁的都市生活，不妨选一处懂你的民宿，寻一片山林，伴月山谷就是最好的养身养心养神之所。

森林疗养师和自然解说员就是天地大美的传播者，引导体验者回到大自然，回到生活本身，发现大自然无所不在的美。2019 年 12 月 28 日伴月山谷风和日丽、蓝天白云，在晶莹剔透的雪地山林中，18 位爱好自然的朋友一起感受了冬日森林疗养的别样魅力，欢声笑语和《沁园春·雪》的诵读之音响彻山谷……

二、活动安排

1）时间：2019 年 12 月 28 日。

2）地点：北京延庆伴月山谷。

本次的活动场地是位于延庆地区的伴月山谷，地处延怀盆地前山暖带，隶属北京市延庆区黄峪口村。山谷依山傍水，坐拥密林，蓝天白云，花果飘香。配套住宿、餐饮、会议、健身、垂钓、烧烤等设施。在这里，你可以感受到鸟鸣涧幽的静谧、山披落晖的苍茫、把酒话桑麻的惬意……满足你对"慢生活"的一切遐想。你也可以伴着一缕晨曦，在山谷闲庭信步，呼吸着香甜的空气，徜徉于轻柔和风中，妙不可言。在冬季，会有漫山雪景，白茫茫的景色中点缀着挂在枝头的红海棠，让人们体验 0℃以下的果实采摘，品尝丝丝凉意中唇齿留香的自然味道。

3）对象：森林疗养学员及爱好者。

4）人数：18 人。

三、活动目标

走进森林，亲近自然，释放压力，愉悦心情，提高免疫力，锻炼身体机能，促进身心健康，感受文化，学教共长。

四、理论依据

1）利用森林中的芬多精、负氧离子、洁净空气对人体的修复与修补能力，多亲近自然，吸收自然氧气与其他物质，促进人体健康[1]。

2）通过打开五感，使体验者形成对空间人文、自然、场地精神的综合体验，产生多种多样的空间环境感受，而后形成意识并反作用于身体和心理，引导行为，调节神经和内分泌系统，达到辅助疗养的效果[2]。

3）森林环境对人的生理方面有放松和减压的作用，可以提高人体内的自然杀伤细胞数量，提高人体自身免疫力[3]。植物体内的精气具有高生理活性，具有抗菌和抗肿瘤作用，可促进生长激素的分泌，对内分泌系统具有刺激肾上腺和甲状腺、抗糖尿病、降低血压、平衡各分泌系统之间功能的作用。森林环境中的空气负离子能促进高血压、冠心病和高脂血症等疾病的康复，具有促进血液形态成分与物理特性恢复正常的作用。森林环境中大量存在的空气负氧离子可以调节神经系统的功能，使神经系统的兴奋和抑制过程正常化，对失眠、神经衰弱有辅助治疗效果，同时，森林中的高绿视率会有效缓解视疲劳，并预防近视[4]。

五、活动道具

废弃快递文件纸袋、眼罩、彩笔、画布、葡萄汁。

六、活动设计

（一）活动主旨介绍及破冰游戏

在前期的调查中发现本次活动 80%的体验者均为对森林疗养感兴趣的学员，因此在课程方案设计上做了一些更改，以学教共长的方式进行森林疗养活动探索。一方面是北方冬季森林疗养课程实施与课程资源的探索，另一方面是如何以老带新的课程实践实施环节的创新，让即将成为森林疗养师的学员们在体会森林疗养精髓的同时，能以实践参与的方式提高学习效果。因此本次活动开始时就介绍森林疗养的理念与本次活动的方案及规划，在强调环境保护与资源利用的理念下采用 DIY 废弃物利用创意制作自然名牌，通过自然名游戏互动让大家相互熟悉，引导体验者初步建立与森林的连接，走进自然。大家都给自己起了自己喜欢的自然名，森林疗养师引导体验者，从现在开始，大家都以自然名称呼并将身心融入当下的森林环境之中。

（二）测量血压、心率和初始面谈

对 18 名访客测量了血压和心率，初步了解体验者的身体状况，并以面谈表的形式，了解体验者的其他身心状况以及一些禁忌，了解访客对森林疗养的认知，以及参加活动的目的与需求（图17-1）。

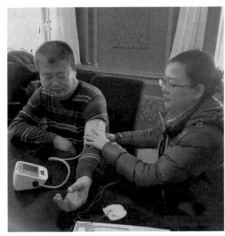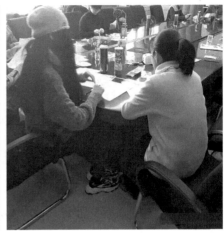

图17-1　身体检测与初始面谈

（三）活动拉伸

带领团队在活动前进行活动热身，针对容易受伤的肌肉及关节部位开展有目的性的锻炼，确保活动顺利进行，由紫薇森林疗养师带领大家做了八段锦运动拉伸，为接下来的森林漫步做活动准备。通过全身的热身运动，大家活动了筋骨，舒缓了情绪。正式进山前，提示访客注意遵守进山守则，尊重自然，敬畏自然，保护环境。

（四）山林漫步、五感体验、捡拾自然物

森林疗养师带领大家漫步葡萄架步道，穿越风车长廊，引导体验者远观，眺望山中景色，并对沿途的植物进行了讲解。金银木，忍冬科植物，功效为祛风、清热、解毒，主治感冒咳嗽、咽喉肿痛、目赤肿痛、肺痈、乳痈、湿疮。曾有诗人赋诗一首："解落黄金甲，情思染豆红。传承梅傲骨，覆雪更英雄"。当看到玉兰时，白桦疗养师引导大家仔细观察、轻轻触摸玉兰花毛茸茸的冬芽，它在蓄积能量，等待春暖花开、美丽绽放，明年春天，我们相约再来赏花！上山途中遇到路边的植物时，也鼓励大家打开嗅觉闻紫苏种子的香味，触摸不同树叶的纹路，遇到落地的山杏，带领大家一起砸杏核，品尝熟透的杏仁味儿，味觉的刺激让体验者回归童年，当然食物有酸甜苦辣，人生也是如此，吃些苦没什么，少量吃苦会有益健康，如苦杏仁可以治疗咳嗽等（图17-2）。

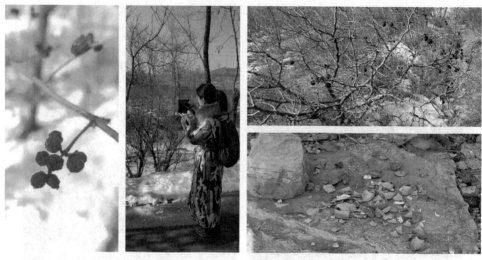

图 17-2 山林漫步及五感体验

雪地毛毛虫活动，让体验者们关闭视觉通道，倾听脚掌落地踩雪的声音，感受个体力量与团体协作的重要性，要有责任，有担当，有互信，有配合。通过在林间小道里的行走，进而触动体验者的内心，引发思考。

（五）诗歌森林文化疗愈"雪孩子"

登高而歌：我爱你，塞北的雪。森林文化疗养：颂毛泽东的《沁园春·雪》。登高望远处，一览众山小，体验者们变身为"雪孩子"，有在雪地里撒欢的，有在扬起的雪粒中蹦跳的，有制作冰雪美人的，有创意踩雪印的，有在雪中无意间发现鸟巢的，小鸟们都是很聪明的，常常把鸟巢修建在特别隐蔽的地方，让人难以发现，我们需要的是静静地去发现（图 17-3）。

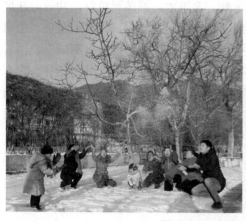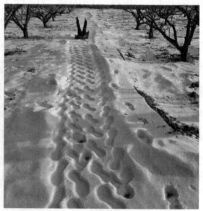

图 17-3 "雪孩子"游戏

在雪花纷撒的晶莹剔透中，欢畅的笑声响彻整个山谷……

（六）冬季采摘品味自然

挂了糖霜的海棠果分外甜，童心未泯的体验者边采摘边品尝。咬一口带着雪花的海棠果，舌尖凉凉的刺激夹杂着海棠果渗出的糖分在口腔中交融，口水包裹着果肉分离出的果浆在口腔中渗透，味蕾的刺激伴随着采摘劳动的付出，早已将冬日的寒冷抛之脑后，让每一位体验者沉浸在采摘的乐趣中（图17-4）。

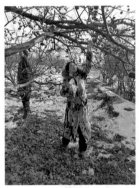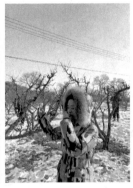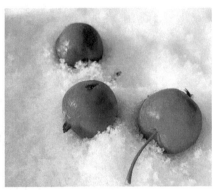

图17-4 海棠果品尝

（七）肌肉放松疗法

运动撒欢归来，中医出身的紫薇疗养师带领大家寻找穴位，揉压穴位，进行肌肉放松。让大家了解、掌握运动之后的肌肉放松方法和健康管理的方法。

（八）品味延庆特色美食

爬山玩雪累了，回到暖和的室内，美美地享受马蹄莲疗养师一家精心准备的延庆特色美食，原材料来自山间野生蘑菇及他们亲自种的有机蔬菜，当然也有延庆当地出名的特色美食——火烧，以及延庆的特色苹果。

（九）黄芩草本茶艺

马蹄莲森林疗养师过着田园生活，她将自己亲自动手制作的黄芩草本茶制作工艺给大家做了详细的介绍，把黄芩茶的功效、茶源、茶效等一一分享给大家。让体验者在感受齿留茶香的同时了解其根源，感受深刻且能体会到森林疗养师对大自然深深的热爱。

（十）自然冥想小憩

正午时分，阳光正好。舒舒服服地躺坐在椅子上跟随着杨柳森林疗养师的引导语进行冥想小憩，引导语结合了漫步山谷的雪花飘落，营造了一种雪花身体扫描的自然冥想氛围。体验者有酣然入睡的，有眉间留笑的，也有身心放松的。

（十一）自然插花艺术讲座与体验

杂草疗养师身怀绝技，信手拈来，给大家讲解插花的理念、技法等知识，让人耳目一新。体验者纷纷用拾捡的自然落物创意插花并分享作品灵感及寓意（图17-5）。

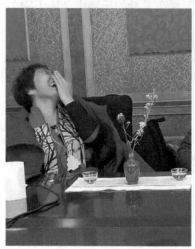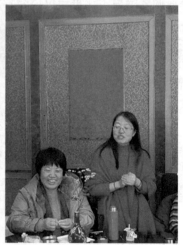

图17-5　自然插花艺术

（十二）葡萄汁手工绘画

结合山谷漫步途中遇到的紫葡萄架经历，疗养师铺开天然染色的画布，让体验者用自然树枝蘸着葡萄汁当画笔，创意绘制手工葡萄汁画（图17-6）。

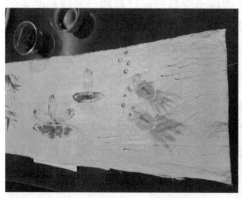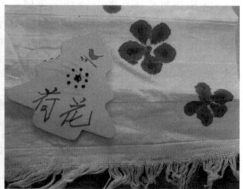

图17-6　葡萄汁手工绘画

（十三）终了面谈和测量血压及心率

在活动内容结束时，大家互相讨论，分享心得并请每位体验者写出自己的意见和建议，目的在于认真听取体验者的意见，为今后不断完善森林疗养活动积累经验。同时以面谈表的形式了解体验者身心情绪变化，以及血压和心率变化，评估活动是否达到预期，回顾五感体验中印象最深刻的感官体验和活动以及想对森林疗养师说的话。同时引导体验者对自我健康管理进行思考，以期对今后的健康管理起到帮助作用。

七、规则与要求

活动遵循无痕山林原则，爱护大自然，不能破坏环境；严禁吸烟及带火源进山，保障森林资源安全；要求穿着宽松、舒适的衣物、运动鞋，根据个人需要备好雨伞、墨镜、防晒霜、纸巾、外套、常用药品等。密切注意环境变化与人身安全，不到危险地方活动。人与自然和谐共生，爱护自然。

1）本次活动为有老师带领的有组织的活动，请大家按时参加，如果迟到将无法补足没有参与的内容。活动结束后，可以自行离开。

2）伴月山谷环境幽雅，远离闹市喧嚣，原生态气息浓郁。没有商店，需自备水杯及必需的药品、食物等。

3）户外登山注意安全，请穿着可以踩雪防滑的鞋子，并穿戴帽子、手套、围脖及保暖衣物，注意保暖。同时，可以带上备换的鞋袜，以防不时之需。

4）乘车路线：建议绿色低碳的出行方式。

八、森林疗养效果评估方法及结果分析

本次活动效果评估分别从身体指标数据、满意度调查数据、体验者五感中留下印象最深刻的感觉和最喜好的课程等三个方面进行分析评估。体验人数 18 人，有效问卷 11 份。

（一）身体指标数据分析

1. 体验者身心健康状况

体验者身心健康状况见表 17-1。

表 17-1　冬季森林疗养活动体验者身体指标数据

体验者	健康程度（自评分值）		高压/mmHg		低压/mmHg		心率/(次/min)	
	前	后	前	后	前	后	前	后
1	80	80	109	115	69	65	85	86

续表

体验者	健康程度（自评分值）		高压/mmHg		低压/mmHg		心率/(次/min)	
	前	后	前	后	前	后	前	后
2	80	80	111	111	73	68	70	75
3	60	80	131	118	81	78	74	78
4	80	80	118	113	85	69	67	69
5	70	80	118	116	74	63	73	76
6	60	80	129	135	91	89	67	79
7	80	80	106	95	62	57	73	68
8	80	80	102	103	65	66	65	62
9	80	80	142	130	91	84	68	82
10	80	80	145	127	96	86	69	69
11	80	80	145	107	76	64	78	73

2. 心率

心率在活动前后变化情况如图 17-7 所示。

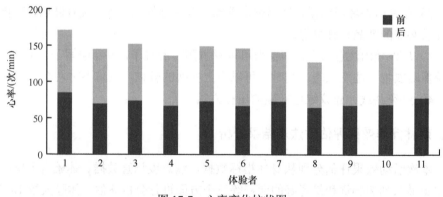

图 17-7　心率变化柱状图

3. 血压

血压在活动前后变化情况如图 17-8 所示。

4. 健康程度自评表

健康自测情况在活动前后变化情况如图 17-9 所示。

通过上述图表分析可以看出，在本次活动中，对同一个人来说，活动后的血压高压值比活动前的高压值升高的是 3 人，降低的是 8 人；活动后的血压低压值比活动前的低压值升高的是 1 人，降低的是 10 人；同一个人活动后的心率比活动前的心率快的人数是 7 人，慢的人数是 3 人，心率保持不变的是 1 人。因此可以看出，森林疗养活动对缓解血压、放松身心起到了一定的作用。

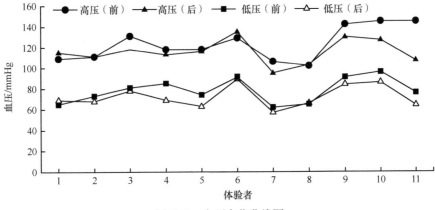

图 17-8　血压变化曲线图

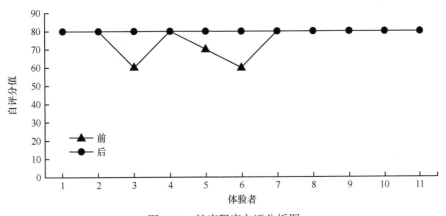

图 17-9　健康程度自评分析图

（二）满意度调查数据分析

这次活动满意度调查分为对活动整体评分、对活动具体项目内容评分、对森林疗养师的服务满意度评分三项内容进行（表 17-2、图 17-10）。满分为 5 分，体验者匿名填写。

表 17-2　满意度调查数据

体验者	活动整体评分	活动具体项目内容评分	森林疗养师服务满意度评分
1	5	5	5
2	5	5	5
3	5	4	5

续表

体验者	活动整体评分	活动具体项目内容评分	森林疗养师服务满意度评分
4	4	4	5
5	5	5	5
6	5	5	5
7	4	4	5
8	5	5	5
9	5	5	5
10	4	5	4
11	5	5	5

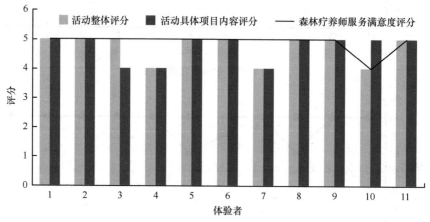

图 17-10　满意度调查分析

（三）体验者五感中留下印象最深刻的感觉和最喜欢的课程

通过分析终了面谈表和无记名书写的意见与建议，可知体验者五感中留下印象最深刻的是听觉，45%的体验者把听大自然的声音（鸟鸣、踩雪的声音）放在感觉印象最深刻的第一位；35%的体验者把味觉放在感觉印象最深刻的第一位，其次是视觉；把观察大自然的景色放在第一位的占17%；最后是嗅觉，把闻大自然的味道放在第一位的占3%。分析原因：活动恰逢落雪，自然景观和冬季海棠果等自然条件有利于森林疗养活动，在森林疗养师引导的森林静观、山谷漫步等一系列课程的作用下，活动有效地利用了森林本身的资源，体验者与森林达到连接，打开了听觉、视觉、触觉、味觉和嗅觉。

体验者最喜好课程与上述大致相对应，依次是雪地毛毛虫、自然插花、草本茶和山谷漫步等。

以下是体验者的感受分享。

　　1）自然名紫杉的体会：今天我的心里是满满的感谢，感谢森之灵，让一群有相同爱好的人走到一起，感谢大自然，让我们捧雪撒欢，撷草插花，感谢朋友们，让我收获了快乐和友谊，独运的匠心、自然的联想，也让我对人生有了更好的感悟，愿与朋友们再度相逢！回归自然，我会记住你们每一个名字，像今天的清茶一样回味有甘……

　　2）自然名百合的体会：森之灵团队老师们辛苦了，他们多次踏查，用心筹划了这次伴月山谷冬季疗养活动。不一样的疗养，雪中漫步、冰冻（海棠果）的专属定制、自然解说语言艺术+本土食疗，跟随导师开启五感与自然连接……春已临近，我们一起期待下一次课题，感谢、感恩、感动森之灵！

　　3）自然名野百合的体会：谢谢6位森林疗养师为我们精心策划的这项活动，通过活动我结识了很多新朋友，这一天过得特别有意义！森林疗养可以放松心情，陶冶情操，增长知识，收获友谊！

　　这次活动中，森林疗养师讲述森林疗养的理念，并在活动中自然而然地融入五感的运用，触动体验者内心深处，引发其内心深刻的思考，改变自我，重树健康管理的理念，这也是森林疗养的目标。

九、提示与建议

（一）体验者提出的建议

　　1）建议活动项目再少一些，每项的活动时间再长一些，期望能参加2天1夜的活动。

　　2）希望森林疗养师讲到植物的时候能够多深入讲解不同植物的作用与功效。

　　3）每一个活动的节奏慢一些。

（二）森林疗养师的感想

　　本次活动中7名森林疗养师，各自发挥自己的优势，默契配合，团结一致，带领11名体验者按照活动方案，顺利地完成了森林疗养的预定目标，受到了体验者的一致好评。活动的成功举办，使我们备受鼓舞，但我们清醒地认识到，森林疗养刚刚起步，森林疗养活动在有些方面还需要改进，活动内容还有待于不断完善，活动时还需要提醒注意环境保护。作为森林疗养师，我们需要更加努力地学习，不断提升自身的业务水平，使我们的森林疗养活动一次比一次做得更好。

参 考 文 献

[1] 南海龙, 刘立军, 王小平, 等. 森林疗养漫谈[M]. 北京: 中国林业出版社, 2016.

[2] 周彩贤, 南海龙, 马红, 等. 森林疗养师培训教材: 基础知识篇[M]. 北京: 科学出版社, 2018.

[3] 李卿. 森林医学[M]. 北京: 科学出版社, 2013.

[4] 张艳丽, 王丹. 森林疗养对人类健康影响的研究进展[J]. 河北林业科技, 2016, 6(3): 86-90.